Épreuve orale du concours

Aide-soignant

avec vidéos d'entraînement

LAMARRE CONCOURS

» Catherine Guilbert-Laval

Épreuve orale du concours

Aide-soignant

avec vidéos d'entraînement

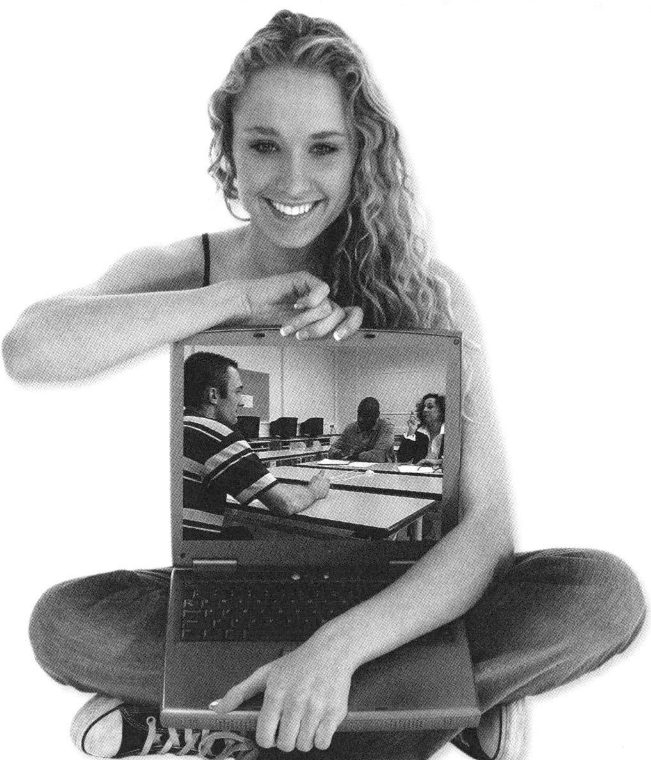

Guide + DVD

EDITIONS LAMARRE

Directeur de la collection
Pascal Le Masson

Remerciements
Mille mercis à Sarah pour son aide panoramique.

Lamarre, une marque Wolters Kluwer France

Wolters Kluwer France
1, rue Eugène-et-Armand-Peugeot
92856 Rueil-Malmaison Cedex

ISBN : 978-2-7573-0423-5

Sommaire

Annexes

Avant-propos

Cet ouvrage est l'aboutissement de l'expérience.

• Dix années à assurer et suivre la préparation aux concours d'entrée à l'école d'aide-soignant.

• Dix années à repérer les difficultés des candidats.

• Dix années à créer, adapter des outils aidants pour atteindre la réussite tant attendue.

Le résultat est maintenant entre vos mains.

Il saura, certainement, vous aider et vous accompagner.

À vous d'apprécier l'usage que vous en ferez.

Il s'agit d'un système de navigation qui vous aidera à trouver le chemin qui vous correspond le mieux.

Le ton se veut « proche » volontairement ; il se veut complice… car ce support tel qu'il se présente sera un compagnon efficace et permanent sur lequel vous pourrez compter !

Catherine Guilbert-Laval

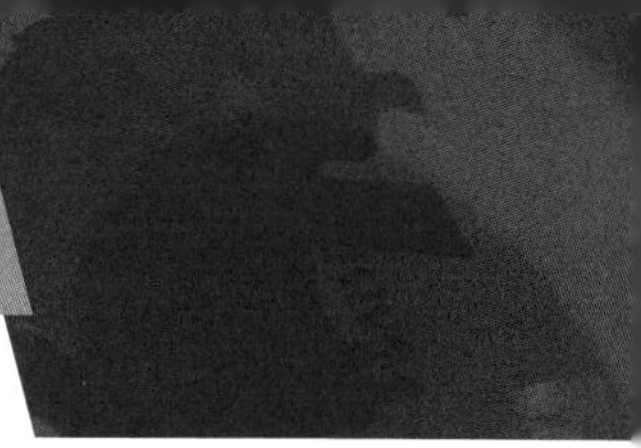

Approche générale de l'ouvrage

Cet ouvrage se veut d'un genre nouveau, moderne et adapté pour répondre au mieux à vos attentes et à vos objectifs.

Vous avez entre les mains un « coffret » comprenant un livre et un DVD pour la première fois réunis. Une association de théorie, de méthodologie et d'expériences filmées de candidats qui, comme vous, veulent devenir aide-soignants, et le seront peut-être déjà quand vous lirez ces lignes.

Vous êtes immergé dans le huis clos de l'épreuve orale du concours…

Pourquoi un coffret ?

- pour allier l'écrit et l'image ;
- pour vous permettre des entrées différentes selon vos aspirations, vos attentes et vos besoins du moment ;
- pour être libre de commencer par le DVD, puis d'enchaîner sur le livre ou *vice et versa* ;
- pour varier les plaisirs. Votre plaisir, l'intérêt et la curiosité d'apprendre.

Les séquences audiovisuelles renvoient à des techniques et à des méthodes décrites dans les différents chapitres du manuel. **Il s'agit d'un véritable système de navigation à votre disposition, et vous en êtes le seul navigateur.**

Important

Le fil conducteur de ce manuel est de vous donner envie… autrement et d'optimiser votre préparation à l'oral.

Cet ouvrage ne traite pas de culture générale et ne contient pas de fiches théoriques sur les thèmes sanitaires et sociaux.

Il vous épargne les traditionnels conseils de se présenter à l'heure devant le jury, d'être propre et poli, bref des conseils évidents, convenus et qui ne vous aident pas particulièrement.

En revanche, si vous vous demandez :

- comment préparer l'oral en lui-même ?
- comment gérer votre stress ?
- comment aborder un sujet ?
- comment arriver à vous exprimer face à un jury ?
- comment parler de soi sans être « ou trop ou pas assez » ?
- comment expliquer le désir d'exercer ce métier sans frôler la banalité ?

Si vous vous posez toutes ces questions… alors ce livre-coffret est pour vous !

Il est fondé sur le principe de l'interactivité…

Je lis ⇒ je vois.

Je vois ⇒ je lis.

Je vois ⇒ j'applique.

Il met en images l'épreuve orale si redoutée par tous les candidats. On pourrait plagier le titre d'un film de Woody Allen : *Tout ce que vous avez toujours voulu savoir sur l'oral sans jamais oser le demander.*

Il explique et montre comment se préparer à l'oral dans une approche méthodologique, simple et accessible, car relayée par le support audiovisuel.

Il présente de nouvelles techniques de préparation testées et validées par 10 années d'expérience et d'expertise de l'auteure, formatrice en communication orale dans le domaine de la santé.

Chaque méthode suggérée a été testée. Toutes les personnes que vous verrez dans les vidéos sont de vrais candidats qui ont accepté de jouer leur propre rôle, de se soumettre au jeu des questions et de se laisser filmer au cours de moments pas toujours faciles ni confortables pour eux. De même, le jury est composé d'un infirmier formateur et d'une formatrice.

C'est grâce à eux que ce livre existe. Il leur est dédié.

Ce livre est bâti à partir d'un constat simple. Tout sportif s'entraîne pour être le meilleur et gagner le jour de la compétition, et ce jour-là particulièrement. Point n'est besoin d'être un chroniqueur sportif aguerri pour arriver à cette conclusion. Qu'il s'agisse d'un marathonien, d'une patineuse artistique, d'un footballeur, d'un joueur de tennis ou d'une navigatrice en solitaire, aussi connus et récompensés que Yannick Noah, Zinedine Zidane, Ellen MacArthur... ils ont tous été à un moment donné le meilleur dans leur discipline. La question à se poser est la suivante : comment ont-ils fait pour y arriver, pour être prêts à temps, pour ne pas fléchir devant la difficulté de l'enjeu ? Quelle est la clé de leur succès ?

Oui, en effet comment réussir ? demande le naïf

En se dopant ! dit le cynique

En s'entraînant ! dit le malin...

La réponse est là !!!

La réussite d'un match, d'une course, d'une traversée transatlantique, est le fruit d'interminables heures d'entraînement... Est-ce tout ?

Non, ce n'est pas tout ! L'entraînement ne vaut que parce qu'il y a un entraîneur, un coach qui anime, stimule, encadre et propose autant de tactiques et de stratégies pour gagner, pour être le meilleur le jour J.

La réussite aux concours, elle aussi, passe par le fruit d'un long travail, d'un entraînement adapté. C'est pourquoi vous ne vous sentirez jamais seul dans votre démarche, vous serez accompagné tout au long de votre préparation, vous verrez des candidats en situation réelle de concours, vous vous identifierez à eux, vous les regarderez et découvrirez que vous leur ressemblez, vos craintes, vos doutes et vos difficultés sont les mêmes... Cela vous encouragera sans doute à continuer sur le chemin de la réussite. Tout dans cet ouvrage est authentique.

Tout a été bâti, construit comme un entraînement, un parcours balisé, fléché vers l'épreuve orale... Vos motivations manquent de clarté et de dynamisme, ce qui rend votre oral fade et peu persuasif ? Rendez-vous au chapitre 1. Le stress vous fait perdre tous vos moyens ? Le chapitre 4 vous entraîne à le gérer en l'apprivoisant pour mieux le dominer.

Le ton se veut vif, alerte, encadrant comme la voix de l'entraîneur le long de la pelouse ou du court. Certes, lorsque les difficultés sembleront insurmontables, vous ne pourrez pas le siffler… de même, en cas de succès, vous ne pourrez pas le porter et lui faire faire un tour de stade.

En revanche, vous pourrez vous féliciter d'avoir été présent à chaque entraînement et d'avoir pratiqué tous les exercices en vue de la victoire.

Introduction

Aujourd'hui est un grand jour… vous serez **aide-soignant**, c'est décidé !

Une fois cet acte de courage passé, l'angoisse s'empare de vous, votre gorge se serre et les bras vous en tombent.

Oui… il est facile d'imaginer que vous avez ressenti ce malaise une fois le choix de votre avenir professionnel tranché. L'histoire pourrait s'arrêter là comme dans un film : gros plan sur une blouse blanche, de dos, dans le couloir d'un service hospitalier quelconque.

Non… la vérité vous rattrape très vite et la question qui vous envahit jour et nuit est la suivante : comment vais-je faire ? Quelle idée ai-je eu de me lancer ? Qui va pouvoir m'aider, m'aiguiller sur ce concours ?

Rassurez-vous tout de suite, vous êtes la personne la plus normale qui soit.

Une fois votre choix effectué, il vous reste tout à faire ! Selon les cas, vous avez besoin de 3, 4, 5 ou 6 mois pour être prêt le jour J. Il n'y a donc pas une minute à perdre !

Pour reprendre l'image évoquée précédemment, un concours s'aborde et se prépare comme une compétition sportive, à base d'entraînements, d'exercices et de motivations. Imaginez cette épreuve comme votre championnat… la médaille d'or comme votre droit d'entrer à l'école d'aide-soignant de votre choix.

Sans doute trouvez-vous cette comparaison exagérée, voire outrancière. Vous seriez prêt pour un championnat local tout au plus. Or, depuis quelque temps les directeurs et directrices d'IFAS sont unanimes lors des réunions d'information et autres opérations portes ouvertes. Le concours devient en effet de plus en plus difficile au fil des années. Si l'on prend le concours dans sa globalité, il faut réussir l'écrit pour être admissible à l'oral. La moyenne suffit pour accéder à l'entretien avec le jury… mais pour avoir une chance d'intégrer l'institut de soins, de figurer sur la liste principale, **rien n'est envisageable en dessous de 18, voire 18,5 sur 20.** Oui, vous avez bien lu.

Combien de candidats sont restés à la porte des écoles avec des notes d'excellence allant de 17 à 18,5 ! Combien ont figuré sur les listes complémentaires sans jamais avoir été appelés avec des notes variant de 17 à 18, même plus parfois ?

L'exemple en est cette candidate que vous entendrez dans la vidéo qui, avec une note de 18,75, n'a pu intégrer d'école l'an dernier.

Séquence 1 : Assiata nous parle de son expérience passée de concours.

L'excellence est requise pour réussir au concours, mais l'excellence n'est pas naturelle même pour un génie… L'excellence se travaille et se conquiert de haute lutte. L'excellence exige à la fois travail et entraînement. Et c'est maintenant à vous de jouer !

Ce livre est articulé autour de trois axes majeurs de travail qui, pour prolonger l'image du sport, portent des noms évocateurs :

- la présélection : elle débute dès votre décision de devenir aide-soignant. Il s'agit de proposer un cheminement quant à votre choix, les moyens d'y accéder et tout ce qu'il est nécessaire d'entreprendre et de savoir pour aborder les questions de motivation avec sérénité ;
- l'entraînement : comment se préparer très concrètement à l'entretien, appréhender le temps de préparation avec des techniques originales à adapter selon ses besoins. L'accent est mis tout au long de cette partie sur la méthodologie de ces temps forts ;
- l'épreuve : à partir de deux situations filmées, de commentaires de part et d'autre.

Un quatrième axe plus bref traite de l'après-concours dans l'attente des résultats, un moment à ne pas négliger :

- l'après-concours ;
- la conclusion.

Partie I

La présélection

1

La nature de l'épreuve

L'oral n'arrive qu'après l'écrit, l'écrit réussi évidemment… sauf pour les personnes dispensées des épreuves écrites. Une fois cette épreuve passée, il est fondamental de garder le cap sur l'entretien qui arrive très vite, trop vite peut-être à votre goût. C'est pourquoi les formations préparent à l'oral dès les premiers jours pour ne pas devoir gérer l'urgence à partir des résultats, pour avoir le temps de l'entraînement, pour donner confiance aux futurs candidats et pour aborder le concours avec le maximum de sérénité. Ce livre, ouvrez le tôt, très tôt. Familiarisez-vous avec, regardez les séquences du DVD, allez aux pages de commentaires, faites-en un objet familier, présent dans votre intimité… ainsi vous prendrez l'habitude de le consulter régulièrement.
N'attendez pas les résultats pour agir, pour réagir… Sinon il sera presque trop tard.
C'est pourquoi commencez dès maintenant.

L'oral d'admission est une épreuve qui comporte deux parties :

- un exposé sur un thème sanitaire et social pour apprécier les qualités d'analyse du candidat, son sens de la communication et son intérêt pour le monde environnant, sans toutefois se transformer en contrôle de connaissances ;
- une partie motivations afin d'évaluer la connaissance réaliste, pratique et lucide du métier, s'assurer que l'image n'est pas idéalisée, et repérer les qualités personnelles du candidat. Certains conçoivent ce moment

comme une sorte d'entretien d'embauche, un recrutement déguisé où il s'agirait de « se vendre ». Cela n'est pas le cas, mais plutôt une discussion, entre le candidat et le jury, destinée à apprécier la détermination, les raisons du choix et l'intérêt du candidat pour la profession.

Cette première partie de l'ouvrage ne traite que de la deuxième partie de l'entretien. Pour mieux comprendre l'intérêt du candidat et de ses motivations, voici quelques questions en vrac qui peuvent être posées lors de l'oral :

- pourquoi ce métier ? Pourquoi pas infirmière, étant titulaire du bac ?
- y a-t-il eu un événement dans votre parcours personnel qui vous a amené à ce choix ?
- quelle connaissance pratique du métier avez-vous ?
- quelles sont vos qualités pour cette profession ? Vos défauts ?
- redoutez-vous certaines situations au cours de votre formation ?
- comment se déroule la formation ?
- comment financez-vous vos études ?
- quelles sont les valeurs importantes pour exercer ce travail ?
- connaissez-vous des obligations liées à la profession ?
- n'êtes-vous pas trop jeune ? Trop âgé ?
- qui gardera vos enfants pendant les cours ? En cas de maladie ?

La liste est illimitée au gré de l'inspiration des jurys. L'essentiel est d'avoir réfléchi préalablement à ces questions et à toutes les autres… non pas dans l'optique d'avoir réponse à tout, loin de là, mais pour montrer aux examinateurs que ce choix n'est ni le fait du hasard ni une fantaisie, et que votre décision de passer le concours a été accompagnée d'un vrai cheminement.

C'est en cela que ce livre va vous guider tout au long du chemin. Il s'agit véritablement d'un parcours, avec des étapes, des carrefours, des pauses et des virages. Si le mot parcours semble quelque peu abstrait, l'image d'un meccano, d'une construction de type Lego, est peut-être plus simple. Chaque événement, chaque activité, chaque expérience de votre vie peut illustrer et attester de vos motivations.

En quoi consiste le métier d'aide-soignant ?

Les grandes lignes de l'activité

« L'aide-soignant exerce son activité sous la responsabilité de l'infirmier, dans le cadre du rôle qui relève de l'initiative de celui-ci, défini par les articles 3 et 5 du décret n° 2002-194 relatif aux actes professionnels et à l'exercice de la profession d'infirmier. »

L'aide-soignant réalise des soins, liés aux fonctions d'entretien et de continuité de la vie, visant à compenser partiellement ou totalement un manque ou une diminution de l'autonomie de la personne ou d'un groupe de personnes. Son rôle s'inscrit dans une approche globale de la personne soignée et prend en compte la dimension relationnelle des soins. L'aide-soignant accompagne cette personne dans les activités de sa vie quotidienne, il contribue à son bien-être et à lui faire recouvrer, dans la mesure du possible, son autonomie.

Travaillant le plus souvent dans une équipe pluriprofessionnelle, en milieu hospitalier ou extrahospitalier, l'aide-soignant participe, dans la mesure de ses compétences, et dans le cadre de sa formation, aux soins infirmiers préventifs, curatifs ou palliatifs. Ces soins ont pour objet de promouvoir, protéger, maintenir et restaurer la santé de la personne, dans le respect de ses droits et de sa dignité.

Une définition du métier

Dispenser, dans le cadre du rôle propre de l'infirmier, en collaboration avec lui et sous sa responsabilité, des soins de prévention, de maintien, de relation et d'éducation à la santé pour préserver et restaurer la continuité de la vie, le bien-être et l'autonomie de la personne.

Voici, exposé de façon claire et précise, le rôle de l'aide-soignant, les champs de compétences et l'environnement professionnel. C'est ce métier que vous avez choisi de pratiquer... encore faut-il que vous en connaissiez les raisons et sachiez exposer l'intérêt que vous y portez.

Pourquoi devenir aide-soignant ?

Le jury va attendre du candidat un fil conducteur qui alliera à la fois les études, les expériences professionnelles et la personnalité. Cet argumentaire s'articule sur des faits significatifs et réels pour éviter les phrases stéréotypées du style :

> *« J'ai toujours voulu être aide-soignant » ;*
> *« Depuis toute petite, c'est ce que je veux faire » ;*
> *« Mes parents sont aides-soignants » ;*
> *« Je veux aider les autres, mon prochain ».*

Des banalités qui n'ouvrent pas les portes de la réussite !
De même, vous devrez éviter les références hasardeuses comme :

> *« Je regarde beaucoup à la télévision les séries comme Docteur House ou Grey's Anatomy, cela m'a donné envie de travailler dans le milieu hospitalier, un milieu qui m'a toujours attiré. »*

Donc, pour éviter un recueil de petites phrases inutiles et stériles, une méthodologie apparaît nécessaire.

Cette technique consiste à dégager de grandes rubriques qui peuvent évoluer selon le profil de chaque candidat. Elles sont de taille variable en fonction de l'âge, de la carrière et des événements de la vie. Le fil conducteur d'un jeune titulaire d'un BEP carrières sanitaires et sociales ne sera pas de même importance que celui d'un agent de service hospitalier de 45 ans ou d'un commercial qui souhaite se reconvertir au bénéfice d'un congé individuel de formation.

Le fil conducteur

La figure ci-dessous s'adapte pour chacun de vos parcours et des exemples illustratifs vous sont proposés.

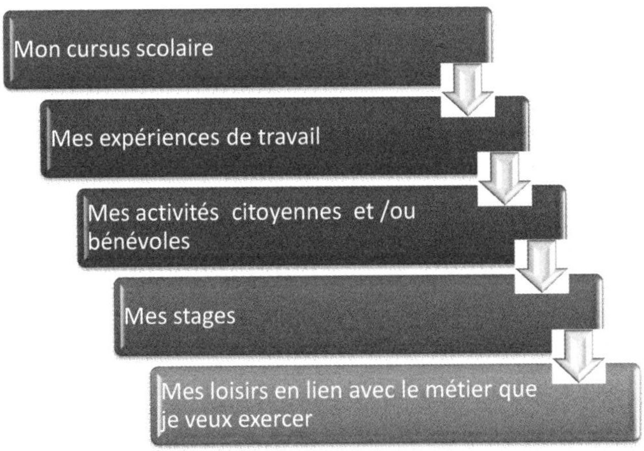

Il s'agit de répertorier, rubrique par rubrique, ce qui va aider à convaincre les membres du jury de votre motivation, à laquelle vient s'ajouter une connaissance des études. Pour chaque étape, il est conseillé de noter des faits significatifs et de les articuler avec votre projet d'aide-soignant.

Exemple

Pendant les vacances, vous avez exercé en tant que saisonnier dans une maison de retraite où vous serviez les repas.
Extrait du contexte, ce job d'été n'a pas d'intérêt particulier mais, dans le cadre du concours, il en est tout autrement. En effet, c'est peut-être à cette occasion que le contact quotidien avec les personnes âgées vous a donné l'envie d'exercer un métier auprès de la personne dépendante. Ou en raison d'un manque de personnel il vous a été permis de pratiquer des soins avec le personnel en poste ?

Le cursus scolaire

• Présenter de façon rapide et précise le déroulement de vos études : il n'est pas utile à ce stade de retracer l'ensemble de sa scolarité, certains se complaisent à détailler les années de collège, le brevet, le lycée et le bac ; dans ce cas il est préférable de ne mentionner que le bac, le reste se déduit aisément pour des jurys habitués des concours.

• Valoriser ce qui se trouve en lien avec le concours, comme le choix d'une section sanitaire, la recherche d'une formation en alternance, ou une qualification, laissant envisager le projet professionnel, ou un examen passé en candidat libre, signe d'une motivation réelle.

• Ne pas accentuer le négatif : dire « J'ai le niveau bac » plutôt que « J'ai raté trois fois mon bac. »

• Justifier les changements d'orientation par « le droit de se tromper », le fait de ne pas être à l'aise dans une filière, d'avoir des aspirations différentes à l'issue du diplôme, de ne pas avoir eu accès à la formation de votre choix ou d'avoir été poussé par vos parents.

• Omettre volontairement certains choix, pour ne pas apparaître instable : si vous avez commencé quatre formations différentes, n'en gardez que deux ; les plus significatives pour le concours.

• Évoquer un concours passé… un seul suffit. Et reconnaître que vous avez pris conscience qu'une formation et une expérience étaient nécessaires pour réussir. Cette approche est plus positive.

• Ne pas hésiter à dire que les nécessités économiques et financières vous ont amené à devoir entrer dans la vie active plus tôt que vous ne l'auriez souhaité, rendant ainsi impossible une poursuite d'études.

Conseil

Attention, ce n'est pas un *curriculum vitae,* il ne s'agit pas de mentir ou de travestir la vérité, mais de vous mettre en valeur, d'argumenter vos motivations pour le métier de soignant et de sélectionner dans votre parcours scolaire ce qui relève de votre détermination.

Les expériences de travail

Cette partie est plus ou moins importante selon l'âge du candidat. Il s'agit là d'un travail, d'un emploi occupé à titre régulier, saisonnier ou intérimaire, quel que soit le domaine d'activité ayant donné lieu à une rémunération, ce qui se distinguera des stages évoqués plus loin.

À la sortie du système scolaire

Si vous venez de sortir du système scolaire, alors la rubrique sera mince ! Mais si vous avez effectué des jobs d'été en lien avec le domaine, intégrez-les dans votre argumentation, c'est un élément de motivation supplémentaire.

Exemple

Vous avez travaillé en tant qu'agent de service dans un hôpital ou dans une résidence de personnes âgées en remplacement des congés annuels. Ce n'est ni anodin ni le fruit du hasard… il n'est pas aussi fréquent de voir de jeunes personnes désireuses de travailler auprès de la personne dépendante, de contribuer à son hygiène et à son confort. C'est un point fort dans votre parcours.

Séquence 2.a : Une candidate relate une expérience de travail qui a été un déclencheur pour exercer cette profession.

Voici quelques pistes pour valoriser une ou plusieurs expériences de travail :

- « j'ai eu l'opportunité d'effectuer ce travail grâce à un membre de ma famille qui est AS, IDE… ou j'ai envoyé des candidatures spontanées » ;
- « cela m'a permis de découvrir la réalité du métier que je souhaite faire » ;
- « cela correspond vraiment à mes aspirations et m'a conforté dans mes choix » ;
- « j'ai découvert le travail en équipe » ;
- « cette expérience me donne envie d'apprendre les gestes, les techniques » ;
- « je sais aujourd'hui les points forts, mais aussi les inconvénients du rôle d'aide-soignant, c'est important ».

À ce stade le jury a besoin d'évaluer la connaissance du terrain du candidat. Nombreux sont ceux, sans expérience, qui abandonnent au retour du premier stage, parce qu'ils n'avaient pas pris la dimension du métier, ou n'avaient pas d'image concrète mais juste une vision virtuelle et théorique. Certains ne peuvent supporter l'idée d'effectuer une aide ou une toilette totale à une personne adulte, d'être confronté au corps, à la nudité, à la douleur, aux odeurs.

C'est pour éviter ces échecs et ces abandons qu'il est de plus en plus conseillé de se donner les moyens d'aller sur le terrain, afin de s'assurer que votre choix est le bon choix et qu'il ne va pas vous placer en difficulté par la suite. Il s'agit de votre confort lors de vos études, mais également dans votre vie professionnelle.

Vous travaillez dans le domaine hospitalier, dans l'aide à domicile, dans une association de proximité et vous avez décidé de devenir aide-soignant !

Que vous soyez agent de service hospitalier, agent d'entretien… le jury vous demandera : pourquoi aujourd'hui souhaitez-vous être aide-soignant ?

La réponse est à la fois simple et difficile. Il est clair pour vous que c'est pour évoluer dans votre domaine, pour changer de statut, pour gagner plus et pouvoir faire autre chose. La réponse est également difficile, car le jury attend plus et mieux.

En effet, il n'y a pas de loi de la nature ni de théorème qui stipule que tout ASH doit devenir aide-soignant. Que veut dire le mot « évoluer » ? Cela sous-entend-il que si vous ne devenez pas aide-soignant vous stagnerez ? Ces quelques traits d'humour vous montrent que la tâche est rude.

Essayons autrement :

- c'est parce que vous travaillez dans ce milieu que vous avez envie d'être AS : **oui** ;
- c'est parce que vous voyez chaque jour le travail des AS dans votre service que vous avez envie de le faire : **oui** ;
- c'est parce que vous aidez vos collègues AS en cas de surcharge de travail que vous avez envie de devenir AS : **oui** ;
- c'est parce que vous occupez votre poste depuis quelques années que vous avez envie d'en changer pour faire autre chose : **oui** ;
- c'est aussi parce que vous avez envie de vous rapprocher du patient, de participer davantage à sa prise en charge que vous voulez devenir AS : **oui** ;
- c'est en discutant avec les élèves AS dans votre service que vous vous informez du concours, des études : **oui** ;
- c'est en vous entretenant avec vos collègues que vous avez peut-être pour la 1re fois verbalisé votre souhait : **oui** ;
- c'est ensuite que vous en avez parlé dans votre famille : **oui** ;

• c'est à l'issue de ce questionnement que vous avez fait votre demande au cadre du service et peut-être demandé à suivre une formation pour vous préparer à l'épreuve : **oui**.

Voilà sans doute votre cheminement… Comment à présent mettre tout cela en forme pour convaincre un jury de vos motivations et ainsi décrocher le droit d'entrer à l'IFAS ?

Exemple 1

Partez de votre activité et formulez votre envie d'apprendre et d'améliorer la prise en charge du patient en participant à des soins d'hygiène, de sécurité et de confort, ou parlez de ce que vous auriez aimé faire plus jeune, en précisant que les nécessités économiques en ont décidé autrement.

Exemple 2

Partez de votre activité pour reprendre les éléments de l'exemple 1, pour valider que vous êtes disponible pour faire des études car vos enfants sont plus autonomes. Vous avez l'impression d'avoir fait le tour de votre métier actuel et vous avez envie de progresser.

Exemple approfondi

Partez de votre activité, reprenez les arguments des exemples 1 et/ou 2 et avancez votre demande à bénéficier d'une promotion professionnelle dans votre établissement. Vous êtes prêt, car vous avez mûri votre projet en étant informé sur tout le déroulement de la scolarité.

À partir de vos différentes expériences, vous êtes en mesure de décliner ainsi vos motivations. À ce stade, il peut parfois être utile de retracer sur une feuille votre parcours afin de ne rien oublier, de soigner les enchaînements logiques, de trouver les mots justes qui vous conviennent, de tester votre argumentation auprès de vos proches pour vous entraîner et corriger ce qui vous semble perfectible. Ce document peut ressembler notamment à une frise chronologique. Vous devez trouver parmi les exemples tirés de vos années d'expériences des points communs et des similitudes avec votre parcours. Inspirez-vous-en et retracez votre propre chronologie, appropriez-vous ces données. Entraînez-vous au point de ne jamais donner l'impression de réciter une leçon, rien n'indispose plus les jurys que d'entendre des petits perroquets qui reproduisent un florilège de mots appris par cœur.

Conseil

Soyez vous-même, soyez authentique, parlez avec votre cœur, donnez envie au jury de partager votre enthousiasme.

Le changement d'orientation, la reconversion

Vous souhaitez changer d'orientation, envisager une reconversion dans une branche différente.

La mobilité professionnelle devient progressivement une réalité en France, la possibilité d'exercer plusieurs métiers existe. Des moyens comme le Congé individuel de formation, le CIF, rendent possibles ces secondes carrières. Vous êtes donc dans un environnement accessible, à condition d'avoir mûri votre choix et de ne pas donner l'impression d'être soit dans une sorte d'errance professionnelle, soit dans une instabilité qui ne serait que mal perçue par le jury.

Voici quelques conseils d'entraînement :

- **savoir justifier le changement de cap** : les raisons économiques, personnelles, sont recevables dès lors qu'elles sonnent juste.

Ainsi, une longue expérience peut émousser l'intérêt du métier, l'impression d'en avoir fait le tour, l'envie de se sentir plus utile, l'occasion d'un licenciement avec un droit à la reconversion… ce sont des arguments convaincants. Le recours à un bilan de compétences permet à ce stade d'approfondir le choix, grâce à des enquêtes et à des stages dans le milieu souhaité qui peuvent vous conforter ou non dans cette voie. En revanche, il est difficile d'annoncer que vous avez choisi ce métier parce qu'il y aura toujours du travail et que vous aurez ainsi la sécurité d'emploi. Il ne s'agit pas ici de négliger l'aspect économique du métier mais l'aide-soignant travaille auprès de la personne et l'essentiel repose sur des qualités humaines avant tout ;

• **être capable de présenter une image réaliste du métier** : une expérience sur le terrain sera appréciable, toujours dans le but de ne pas véhiculer une image virtuelle ou idéalisée de l'AS. Qu'importe à ce stade si la durée de cette expérience a été courte, le principe est de connaître l'environnement choisi ;

• **connaître les difficultés de la profession** : dans certains cas, le changement d'orientation amène à changer de rythme de vie. L'aide-soignant travaille parfois un week-end sur deux, les jours fériés, à des horaires modifiables. C'est une donnée à prendre en considération pour qui a toujours eu des horaires de type administratif, en particulier quand le candidat a des enfants. De même, c'est un métier qui s'exerce en équipe et il est bon d'insister sur ce point pour celui qui a eu l'habitude de travailler seul.

L'ensemble de ces points sera abordé par le jury au cours de l'entretien, à vous de savoir y faire face.

Séquence 2.b : Une candidate exprime sa vision des différentes contraintes de la profession.

Les activités citoyennes et bénévoles

Très souvent, lors des préparations aux concours, l'enseignant découvre tardivement que certains étudiants omettent de parler de leurs activités personnelles qui témoignent d'un engagement citoyen, d'une approche altruiste, d'un intérêt particulier en lien avec le métier d'aide-soignant et ce par timidité, par crainte, par pudeur, par discrétion, pour ne pas se mettre en avant.

En effet :

• pourquoi passer sous silence un aspect de votre personnalité qui peut vous révéler davantage que bien des mots ?

• pourquoi ne pas mettre en parallèle ce qui montre une cohérence d'intérêt ?

• pourquoi ne pas articuler et relier des activités relevant d'un registre similaire et qui offrent au jury la possibilité de vérifier votre motivation profonde ?

Exemples

Vous pouvez répertorier ce que vous faites en tant que citoyen dans votre quartier, dans votre commune ou dans tout autre domaine :

- être secouriste ;
- être pompier volontaire ;
- être bénévole dans une association d'aide : Resto du cœur, Emmaüs ;
- participer régulièrement aux opérations du Téléthon ;
- être entraîneur dans un club sportif pour enfants ;
- être visiteur dans les hôpitaux, bénévole dans une résidence de personnes âgées ;
- exercer un mandat électoral.

La liste peut être très longue… l'essentiel est de bien réfléchir à propos de vos activités. Il n'est point question d'inventer une activité pour « plaire ». Ne pas avoir d'élément dans cette rubrique ne vous pénalisera pas… mais le but est d'examiner ce à quoi vous ne pensez pas.

Les stages

Ils sont multiples et protéiformes. Voilà pourquoi vous devez soigneusement réfléchir à ceux qui apporteront un plus à vos motivations, mais aussi à ceux qui peuvent être tus. L'intérêt d'un stage est de faire découvrir un métier, un environnement professionnel. C'est une façon de confronter un projet à une réalité. Ils sont donc importants car souvent déterminants d'une orientation. À vous de savoir les utiliser à bon escient ! Ils ne peuvent être isolés et formulés sans avoir été adroitement amenés. Trop de candidats s'inscrivent aux concours sans expérience, avec pour seul bagage des connaissances théoriques glanées au hasard des lectures et des rencontres.

Le stage doit donc être mis en scène pour prendre et révéler toute sa valeur.

Exemples

• À l'occasion d'un stage de 3e, vous êtes allé en service hospitalier ou en résidence de personnes âgées. Vous avez apprécié et souhaité en faire votre profession :

point de départ ⇒ recherche d'orientation
cursus scolaire ⇒ concours

• Vous avez effectué un bilan de compétences, une mobilisation de projet professionnel ou toute autre formation préqualifiante, utilisez les périodes d'observation pour illustrer votre envie d'être aide-soignant.

Séquence 3.a : Une candidate explique son parcours, son orientation erronée et son recentrage suite à un stage.

Séquence 3.b : Démarche personnelle d'un candidat qui souhaitait évoluer dans son métier.

Entraînement de base :

« À la fin de mes études, je voulais devenir aide-soignant... mais comme je ne connaissais pas vraiment le métier, j'ai choisi d'intégrer une préqualification pour m'assurer que cela allait me plaire. Ainsi, j'ai fait deux stages en maison médicalisée accueillant des personnes âgées dépendantes où je travaillais en binôme avec l'AS, j'ai pu ainsi participer aux soins et cela m'a vraiment conforté dans mon désir de faire ce métier. À partir de là, j'ai cherché la liste des écoles, et me voilà aujourd'hui devant vous !! »

L'idée de cet entraînement est destinée à vous fournir des exemples, pas de vous transformer en perroquet. Il est toujours difficile de parler de soi autrement qu'en étant dans la description. Dans ce contexte spécifique, vous devez construire, articuler vos idées pour mieux convaincre.

Important

L'entraînement doit vous aider à être naturel, sincère et, par-dessus tout, prêt à l'entretien de motivation.

Vous avez peut-être suivi une formation combinant préparation aux concours, stages et qualification professionnelle de type assistante de vie aux familles. Ces formations riches de savoirs et d'expériences sont organisées par les conseils régionaux pour les moins de 25 ans ou par le Pôle emploi dans le cadre de Contrats d'aide à l'emploi, les CAE. L'idée est novatrice car, outre les savoirs théoriques, la formation propose des pratiques professionnelles et une qualification par les certificats de compétences professionnelles ; c'est un moyen supplémentaire de prouver ses motivations.

À savoir

Les jurys de concours aides-soignants sont à la recherche de personnes motivées, lucides et averties sur le métier pour prévenir toute déception au cours des études. Même si ce n'est pas l'impression première qui prédomine, c'est aussi une façon de protéger les candidats contre de mauvais choix !

Les loisirs

L'erreur habituelle est la description par le menu détail de vos activités. L'épreuve orale n'est pas une confession intime, l'idée n'est pas de se raconter, mais de savoir faire les liens entre l'envie de faire ce métier et des loisirs qui peuvent être intéressants et profitables aux patients et/ou à l'équipe, ou révéler un aspect de votre personnalité confortant votre choix professionnel…

Par exemple, le fait d'aimer sortir entre amis ou faire du shopping ne regarde que vous, c'est un plaisir partagé par beaucoup et nous en resterons là. De même, regarder la télévision ou aller au cinéma est assez répandu. Attention toutefois, si vous dites que vous aimez beaucoup le cinéma, soyez capable de citer le dernier film vu, si cette séance ne remonte pas à *ET* ou *La Grande Vadrouille*. Tous les cinéphiles se souviennent du titre des films qu'ils voient ; ce raisonnement prévaut également pour la lecture. En revanche, certains loisirs peuvent être significatifs ; en effet il en est ainsi du sport, qu'il soit d'équipe ou à titre individuel, et des activités artistiques pour n'en citer que deux. Le sport témoigne d'une hygiène de vie et d'un désir d'entretenir sa santé, ce sont ici deux objectifs essentiels dans le cadre d'une activité professionnelle décrite et réputée fatigante.

Les sports d'équipe

Au sein d'une équipe chacun a un rôle et une place clairement établis. La solidarité existe entre les joueurs, le respect des règles du jeu, le sens du partage... Il est facile dans ce cas de transférer l'image au milieu soignant où le travail d'équipe est une réalité quotidienne, les règles à respecter nombreuses, à l'image des protocoles, du secret professionnel... La rigueur de l'entraînement suppose ponctualité, sens de l'organisation, qualités nécessaires et indispensables en service. Certains soignants parviennent à mettre en place, dans leur service, des activités physiques au bénéfice des patients, et parfois de leurs collègues, devenant ainsi des animateurs et des personnes ressources. À titre d'exemple, nombreux sont les matchs de football ou de basket qui ont été joués à l'initiative d'un soignant et cela dans le cadre d'activités thérapeutiques, en psychiatrie notamment.

Les sports individuels (yoga, cardio)

Les sports individuels ont tout autant d'intérêt mais sous un autre angle. La danse de salon, le yoga, le qi-gong sont facilement transférables en service et synonymes de bien-être pour tous. Les deux derniers sports sont considérés comme des techniques de relaxation, de respiration, qui permettent de lutter contre le stress. Un atelier de danse de salon mêle activité physique, mémorisation des pas, équilibre et plaisir... Très souvent ces ateliers sont conçus par des aides-soignants !

Conseil

N'imaginez pas devenir sportif juste avant le concours ! Pensez simplement que c'est aussi un moyen de prendre du temps pour soi, de privilégier la forme physique et de renforcer une musculature en vue d'un métier où le corps est très sollicité.

Les activités artistiques

Les candidats n'imaginent pas que jouer d'un instrument, chanter dans une chorale, savoir peindre, dessiner, cuisiner ou faire des travaux manuels sont des atouts secondaires dignes d'intérêt. Outre que cela dénote une sensibilité, un sens artistique et, pour certains, une dextérité manuelle, le jury pourra facilement imaginer que ces talents peuvent par la suite être partagés avec les patients.

Séquence 4 : Magdaline pense que ses compétences artistiques pourront lui servir dans l'exercice de son futur métier.

Le navigateur, le fil conducteur symbolisent des outils d'entraînement spécifiques. Deux objectifs sont à atteindre avant d'ouvrir la boîte à questions :

• répertorier les expériences et les faits qui vous aideront à justifier vos motivations ;

• vous entraîner à les articuler pour mieux convaincre.

Cette phase est incontournable, ne sautez pas les étapes… tout entraînement est progressif.

Vous trouverez en annexes les textes officiels relatifs au métier d'aide-soignant, lisez-les, ils regorgent d'informations qui vous aideront pour articuler vos motivations, en particulier appropriez-vous les termes employés. On reconnaît un candidat ayant fortement investi son concours au vocabulaire adapté et professionnel utilisé… la culture du métier en marche.

3

La boîte à questions

À quoi sert-elle ? À vous entraîner

Imaginez une boîte dans laquelle toutes les questions posées à l'oral auraient été jetées en vrac au gré des jurys, des années et des instituts de formation…

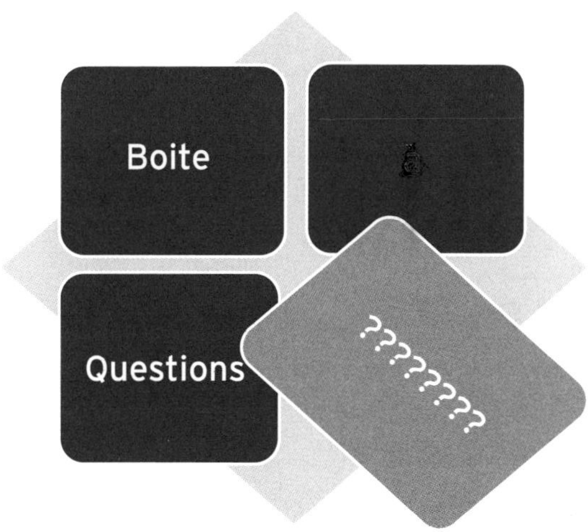

Imaginez que vous ayez trouvé cet objet insolite et que par curiosité vous l'entrouvrez. La boîte est ouverte, le contenu à votre portée. Pour gagner du temps et rester efficace, rappelez-vous que vous en êtes toujours à l'épreuve de présélection et que le chemin est encore long.

L'oral d'aide-soignant n'est pas à l'image de certains concours où les jurys s'amusent à déstabiliser le candidat par des questions personnelles, ou apparentées, par des indiscrétions ou jugées comme telles. Nombreuses sont les anecdotes qui circulent sur ce thème, parmi les plus caricaturées dans les préparations : « Êtes-vous plutôt slip ou caleçon ? » « Que pensez-vous de l'amour ? » Le propos est de tester le candidat, de voir s'il est capable de réagir à des situations non prévues dans les annales.

Vous vous demandez ce qu'il faut répondre à une question du type « Qu'est-ce que l'Amour ? En doutiez-vous… C'est un fleuve entre la Chine et la Sibérie, enjeu de nombreux incidents frontaliers.

Important

Attention, une question peut vous déstabiliser pour des raisons personnelles liées à votre histoire, mais ce n'est pas l'objectif recherché. Par exemple la question : « Vous êtes-vous préparé à la mort ? » peut perturber un candidat qui vient de perdre un être cher, mais là n'était pas l'intention.

Pour faciliter votre entraînement et votre navigation, les questions ont été quelque peu rangées. Trois piles s'offrent à vous :

- une pile personnalité ;
- une pile investissement ;
- une pile imprévus-prévus.

La pile personnalité

Des questions personnelles sont posées dans le but d'évaluer le poids des motivations, d'essayer dans ce délai si court et si long à la fois de cerner les grands traits de votre caractère.

Certes votre exposé aura déjà donné un aperçu de vous par les réponses faites, l'attitude, le regard… toutefois cela n'est pas toujours suffisant et le jury, dans ce souci d'établir une vraie relation et de ne pas se tromper, est amené à interroger le candidat sur un plan plus personnel.

L'intimité est toujours respectée, soyez-en simplement prévenu et entraînez-vous au plus vite.

Conseil

Soyez honnête et sincère. Certains traits de la personnalité sont visibles à l'œil nu.

Exemples de question

Quelles sont vos qualités pour exercer ce métier ?

Il est fréquent que les candidats répondent en faisant la confusion entre leurs qualités et les compétences, savoir-faire et savoir être du métier.

Ainsi, nombreux répondent en se déclarant « patients et à l'écoute ». Prenons quelques instants pour réfléchir.

Quel aide-soignant peut réussir à travailler sans être patient et à l'écoute ? Le professionnel respecte le rythme des personnes, leurs difficultés, leurs besoins… Aucun soin ne se pratique sans une relation de confiance qui passe par l'écoute sous toutes ses formes. Imaginons l'inverse, un AS qui décide que telle personne peut manger seule à partir d'un jour déterminé, car sa patience a des limites et qu'il est temps pour le malade de se débrouiller seul, le tout sans voir que la personne est douloureuse et anxieuse à l'idée d'être mise dans une telle situation d'urgence.

C'est pourquoi il semble que ces notions de patience, d'écoute et d'observation sont plutôt des compétences essentielles à ce métier, ce qu'il convient donc d'acquérir, d'apprendre et de travailler.

Recentrage sur vos qualités

→ Premier exercice : éviter les pièges suivants

Ne pas savoir quoi répondre, le dire, rougir et se tortiller sur sa chaise. S'inventer des qualités réputées « faire bien » : se dire aimable et souriant alors que depuis 20 minutes le jury ne vous a pas vu esquisser le moindre sourire ! S'il est difficile de vaincre le stress, certains candidats parviennent à être naturels au bout de quelques minutes et leur naturel revient au galop. Pensez-y et ne vous couvrez pas de lauriers sans vous être entraîné quelque peu. Si cette question vous incommode sans que vous sachiez y répondre, consultez votre famille, vos amis, vos collègues, eux sauront parler de vos défauts…

→ Deuxième exercice : recenser des qualités en lien avec le métier

C'est là qu'une bonne connaissance de la profession aide-soignant est utile. Voici cinq qualités passées à la loupe :

• **être organisé** : les tâches de l'AS sont nombreuses, techniques et répétitives, les patients sont des personnes vulnérables, dépendantes, l'efficacité du soin se mesure non seulement à la qualité des gestes mais aussi à l'anticipation des besoins, à la préparation du matériel et à la présence du soignant. Ainsi est-il peu professionnel de sortir à plusieurs reprises de la chambre ou de la salle de bains, lors de la toilette, car le savon, un gant ou toute autre chose, a été oublié. Voilà en quoi le fait d'être organisé est une qualité importante ;

• **être sérieux** : ce métier se fonde sur des compétences qui sont réparties entre les différents membres de l'équipe, nul n'imaginerait intervenir dans un champ de compétences qui n'est pas le sien au risque de faire un glissement de tâche. De même, des protocoles sont élaborés et respectés par tous comme par exemple le lavage des mains ou le protocole d'isolement. Le sérieux s'impose aussi par rapport à la sécurité des patients. C'est une qualité simple et c'est sans doute pourquoi elle est peu citée ;

• **être adaptable :** tout au long des études et des stages, vous allez devoir vous habituer rapidement à des lieux de travail, des patients et des équipes très différentes. Votre capacité à vous adapter sera un atout car elle vous permettra de ne pas perdre trop de temps à vous intégrer dans le service et à apprendre à connaître les patients et leurs pathologies. De même, certains parcours peuvent mettre en lumière cette qualité : les personnes de culture différente, les salariés en reconversion, les diplômés étrangers qui repassent par des études afin de faire valider leurs compétences. Enfin, les salariés ayant travaillé en *pools*, en intérim, ont développé des capacités d'adaptation souvent remarquables ;

Séquence 5 : Thomas exprime ses qualités : son adaptabilité en est une, mais il en présente d'autres.

• **être dynamique :** tous les soignants sont unanimes à reconnaître l'aspect fatigant, la charge de travail du métier, la position debout permanente. C'est pourquoi les personnes dynamiques sont recherchées pour leur énergie et le rythme qu'elles sauront donner dans le travail, le côté « moteur, locomotive » dans une équipe. Les patients sont aussi sensibles au dynamisme du personnel, le côté communicatif peut agir favorablement sur eux ;

• **être discret :** une qualité essentielle dans un monde où les informations médicales, les diagnostics sont nombreux, où le personnel est tenu au secret professionnel, une obligation légale. La présence des familles lors des visites, les larmes cachées, les petits moments de découragement, les peurs confiées doivent être accueillis avec discrétion, sans pour cela omettre de transmettre ce qui relève de la continuité de soins.

D'autres qualités sont précieuses, l'important est de les mettre en lien avec le métier et de ne jamais perdre de vue que vos atouts le sont autant pour les patients que pour les membres de l'équipe de travail.

Voici un inventaire à la Prévert de quelques atouts : aimable, souriant, avenant, ponctuel, assidu, respectueux, sensible, motivé, déterminé, travailleur, enthousiaste, sens des responsabilités, esprit d'initiative, consensuel, honnête, courageux, attentif.

Un court arrêt s'impose sur « bienveillant », signifiant au sens étymologique « qui veille au bien de l'autre ». Ce mot a un côté désuet, mais il peut décrire de façon précise le caractère d'un candidat qui a de l'intérêt pour l'autre, à la fois attentif et attentionné au bien-être, au confort. Nous sommes bien alors au cœur du métier d'aide-soignant.

Si les qualités sont relativement faciles à trouver, il en est tout autrement pour les défauts. En effet, il est délicat de se décrire dans ce domaine ; l'espace est très ténu entre se dévaloriser, ne pas se trouver de défauts ou au contraire en lister trop ! Dans ce cas, il est utile de solliciter votre entourage, celui-ci sera un bon conseiller. Ne prenez pas mal ce qui vous sera dit, ne l'avez-vous pas demandé ? Dans le cas contraire, votre défaut premier sera la susceptibilité et la difficulté à accepter les critiques !

Les défauts

Entraînement de base : éviter certains défauts incompatibles avec l'idée même du métier.

Le travail en équipe, les relations avec le patient et sa famille nécessitent l'absence de certains traits de caractère préjudiciables. Ainsi, les mots suivants sont à proscrire de votre oral : coléreux, susceptible, curieux, émotif, direct, étourdi, impatient, intolérant… en retard, bavard.

Il vous est facile d'imaginer qu'une personne coléreuse puisse être difficile à gérer, au sein d'une équipe, et puisse représenter un facteur d'anxiété pour les patients. Vous pouvez faire de même avec les autres défauts, mais la lucidité et l'honnêteté vous conduisent à reconnaître certains aspects de votre personnalité éloignés de la perfection ou, en tout état de cause, perfectibles. En effet, les défauts peuvent se corriger dès lors qu'ils sont repérés. Il n'est pas question de vous entraîner à vous inventer des défauts, mais à vous sensibiliser sur la façon dont le jury les projettera dans la pratique professionnelle.

Entraînement à la sincérité : il est fréquent de dire que l'on a les défauts de ses qualités.

Exemple

« Je suis dynamique, je le suis parfois trop : ce qui peut être épuisant pour l'équipe, car j'ai tendance à imposer un rythme de travail rapide et pas toujours adapté aux autres membres du service ; en outre les patients peuvent être perturbés et se trouver dans une situation d'urgence générée par mon excès d'énergie. »

Le même mécanisme vaut pour l'organisation ou le soin. En effet, « trop » signifie parfois maniaque, or dans ce mot, la racine de « manie » indique un côté rigide pouvant provoquer lenteur, perte de temps à vouloir tout contrôler, tout ranger selon vos propres repères, et être une gêne pour les collègues.

Les défauts que vous reconnaîtrez doivent être compatibles avec le métier dans la mesure du possible et corrigibles avec l'expérience ou le travail. Il y a quelques années, les manuels qui préparaient aux concours conseillaient des défauts dits mineurs, comme perfectionniste ou gourmand. C'est ainsi, que les jurys ont vu défiler des générations de perfectionnistes gourmands !

Essayons aujourd'hui l'honnêteté… tout comme les qualités, les défauts se voient !

Pas de liste, pas d'astuces, soyez vous-même. Ainsi pouvez-vous dire :

« Je suis lent car je n'ai pas toujours confiance en moi. »

Le jury le comprend bien si vous êtes, jeune ou non, sans expérience et animé par le souci de bien faire.

« Je suis très sensible. »

Ce métier ne peut s'exercer qu'avec des qualités humanistes, et la sensibilité en fait partie. Les années d'expérience ne dissipent pas toujours cet excès de sensibilité, mais l'équipe est là pour prendre le relais, les groupes de parole ont été créés à cet effet.

« Je suis timide. »

Le titre du film continuait en disant… *mais je me soigne*, c'est un peu vrai dans la vie professionnelle. Les relations avec les patients, l'accueil des familles, la participation à des réunions offrent la possibilité de vaincre cette timidité ou de passer du stade timide à réservé.

« Je suis direct, franc. »

Qualité importante mais à manier avec prudence dans un service. À la fois à l'égard du patient qui n'est pas toujours prêt à entendre tout dans toutes les situations, mais aussi à l'égard de l'équipe où l'aspect consensuel doit être préservé. Trop de franchise peut créer des tensions et des crispations. Rappelez-vous le dicton de nos grands-mères : tournez sept fois sa langue dans sa bouche avant de parler.

La liste est longue… L'idée est de vous montrer comment un défaut peut être interprété et ressenti par le jury. Il s'agit également de proposer des correctifs à ces défauts et de montrer que vous êtes pleinement conscient de ce que cela implique en cherchant à vous améliorer.

Voici quelques défauts en vrac parmi les plus courants relevés : avoir des difficultés à accepter les critiques, être susceptible, stressé, trop exigeant avec soi-même, trop dynamique…

À vous de pratiquer !

Autre aspect des questions de personnalité : les valeurs qui vous animent pour ce métier

C'est une question très significative sur votre caractère et sur l'image que vous véhiculez. La réponse vous révèle aux yeux du jury qui n'a de cesse de ne pas se tromper. Elle est aussi faite pour vérifier que vous avez réellement réfléchi sur les conditions d'exercice de la profession… sur l'éthique. Le candidat qui serait très gêné par cette question amènerait les évaluateurs à se demander si la réflexion a été poussée au-delà du concours.

Conseil

Éviter les envolées lyriques et les effets de manche avec des réponses de type : l'injustice, l'hypocrisie, la souffrance. La vérité paraît le meilleur des chemins. Pour cela il faut réfléchir au cœur du métier et, avec vos propres mots, répondre par des notions de respect, d'honnêteté. Ainsi le mot respect peut s'appliquer au patient, à la famille, aux règles du métier, à l'équipe, au matériel. C'est par des réponses authentiques, simples et réfléchies que le jury vous notera de façon à ce que vous gagnez le droit d'entrer à l'école.

Séquence 6 : Le candidat exprime avec sincérité les qualités et les valeurs importantes selon lui pour exercer le métier d'AS.

La pile investissement

Ces questions concernent essentiellement la connaissance des études, leur déroulement, la durée et l'alternance. L'idée est la même que pour les valeurs. Comment croire à la motivation d'un candidat qui ignore tout des études et des matières enseignées ? Cela voudrait-il dire que son horizon s'est limité à la préparation du concours ? Il est d'autant plus facile de savoir déjouer ces pièges que la plupart des écoles organisent des journées portes ouvertes pour présenter la scolarité, rencontrer les enseignants et les étudiants en cours de formation.

En outre, tous les manuels de préparation fournissent les informations relatives aux études. C'est d'ailleurs pour cela que vous vous reporterez aux annexes pour y glaner les informations importantes à connaître.

Séquence 7 : Magdaline expose les points importants des études d'aide-soignant.

• S'investir signifie aussi anticiper et être en mesure de financer la formation. Face à ce point essentiel, les solutions sont distinctes en fonction des publics :

– les salariés des établissements hospitaliers qui relèvent de la promotion professionnelle et sont pris en charge par leurs employeurs ;

– les candidats qui sont financés par eux-mêmes, leurs parents, amis et/ou famille ;

– les demandeurs d'emploi et jeunes de moins de 25 ans qui peuvent obtenir des aides des conseils généraux, des Assedic, des missions locales…

Quelle que soit votre situation, cette question doit être creusée pour avoir une solution à présenter le jour de l'oral. Vous devez penser aux frais de scolarité et aux moyens de vivre pendant ces 10 mois : logement, alimentation, transports. Il est impensable d'envisager de travailler en parallèle de ses études, le rythme des cours, des évaluations et des stages est trop intense pour mener de front deux activités.

• S'investir c'est également avoir des solutions de garde pour ses enfants. Certes les enfants sont accueillis dans les crèches, chez les assistantes maternelles, dans les écoles tout au long de la semaine, mais comment ferez-vous lorsque vous commencerez à 6 h 45 dans un lieu de stage et que vous devrez quitter votre domicile à 5 h 30 ? Comment réagirez-vous quand votre enfant sera malade et refusé dans son lieu habituel d'accueil ? Aucune structure n'est ouverte si tôt le matin et le raisonnement vaut pour les horaires du soir.

Ces problèmes doivent avoir été envisagés et des réponses stables et concrètes prévues. En effet, entre deux candidats de même valeur, le jury choisira plus facilement le candidat qui a des réponses plutôt que celui qui répondra : « je n'y ai pas pensé, je verrais cela si j'ai mon concours ». Les équipes des instituts n'aiment pas faire face, au cours des 10 mois de formation, à des abandons pour des motifs qu'il était possible de régler avant l'entrée. De plus, au cours de ces 10 mois, seuls 5 jours d'absence sont autorisés, au-delà certains cours et certains stages ne pourront pas être validés.

Concernant cette pile, reportez-vous à l'arrêté du 25 octobre 2005 (en annexe) pour mieux connaître le contenu de la formation.

La pile imprévus-prévus

Dans cette partie de la boîte, figurent à la fois des questions de personnalité, de motivation, de projection professionnelle… Tout un assortiment que vous devez envisager sous peine d'être déstabilisé lors de l'épreuve. Le but de ces quelques questions (4 ou 5 selon les jurys), qu'il ne faut surtout pas négliger, est d'évaluer vos réactions.

Pour y faire face, voici 3 pistes d'entraînement à la réflexion.

Première piste : la série des questions : comment pensez-vous réagir à… et avez-vous pensé à… ?

Le point de départ est d'envisager toutes les difficultés inhérentes à l'exercice de la profession, d'en prendre conscience et d'essayer d'y apporter des réponses ou des éléments de réponse. À ce stade, il peut s'avérer utile d'interroger des professionnels sur les inconvénients du métier et de se remémorer les différents stages effectués.

Exemples

Comment pensez vous réagir à :
- la mort ;
- la douleur ;
- la souffrance ;
- la vue du sang ;
- le chagrin des familles ;
- la violence ;
- le racisme ?

Ne pas dire : je ne sais pas/je n'y ai pas pensé/la vue du sang m'effraie/je perds mes moyens face à la violence/je prendrais sur moi. Toutes ces réponses ne sont pas appropriées, vous le savez, car elles montrent une ignorance sur les conditions de travail. Vouloir être aide-soignant, c'est avoir déjà envisagé toutes les facettes du métier, ses atouts mais aussi ses inconvénients.

Dire de préférence : j'y ai pensé/c'est vrai/ce n'est pas facile/cela doit être dur mais je ne suis pas seul dans le service/je peux demander de l'aide à l'équipe/passer le relais si je suis en grande difficulté/en parler à la psychologue/verbaliser mes difficultés/j'apprendrais. Vous vous rendez compte que les réponses proposées de façon très sommaire témoignent d'une assez bonne connaissance du métier et d'un sens de la réalité qui rassurent un jury de professionnels. Ces questions permettent rapidement de se rendre compte si le candidat s'est déjà projeté en situation ou pas.

Avez-vous pensé :
- aux horaires ;
- au travail le week-end et les jours fériés ;
- à ce que vous ferez en cas d'échec ;
- au service dans lequel vous aimeriez travailler ;
- au travail en équipe ;
- à votre âge ?

Ne pas dire : non mais je m'arrangerais/c'est un problème/je voudrais travailler en réanimation/je suis en pleine forme. Cela est très proche de la caricature, mais pas si loin de certaines réponses entendues lors des oraux.

Dire de préférence : cela fait partie du métier, j'ai déjà travaillé ainsi, il faut être organisé/je réfléchirais à mon échec et me représenterais/ j'attends les stages pour découvrir les différents services, ou je dois des années à mon employeur, je retourne dans mon établissement/chacun doit mettre du sien dans une équipe c'est aussi un atout.

Concernant la question de l'âge, quelques instants de réflexion s'imposent. Vous pouvez apparaître trop jeune ou au contraire trop mature pour adopter un langage politiquement correct.

Trop jeune : il faut être âgé de 17 ans au moins au moment de l'entrée à l'école. Le jury peut évoquer la jeunesse d'un candidat sans expérience aucune, fragile dans ses motivations, bien que déterminé à faire ce métier. Sans mettre en doute la volonté de la personne, certains peuvent conseiller une année d'activité dans le domaine pour conforter la motivation ou pour mûrir un projet parfois vite bâti dans un élan de générosité et d'altruisme. Ce conseil de bon sens n'est pas toujours bien vécu, mais il se veut bienveillant et une année de réflexion tout en travaillant peut se révéler bénéfique. Il est possible aussi, face à l'âge, d'insister sur le fait que suivre une formation, être entouré par des professionnels expérimentés peut venir apaiser les craintes liées à la jeunesse.

La référence à l'âge n'est pas toujours bien ressentie dans un sens ou dans un autre !

Séquence 8.a : Une candidate argumente sur le fait que son jeune âge ne sera pas un frein face à certaines situations délicates.

Exemple

Trop mature : premier conseil, ne pas se sentir agressé, l'intention n'est pas là. En posant ces questions, le jury cherche à savoir si le candidat a envisagé de retourner à l'école, d'être considéré comme un étudiant, d'apprendre des leçons et passer des évaluations. Plus subtil, est-il prêt à accepter des remarques, à oublier un passé professionnel, à pouvoir se refaire « une virginité professionnelle », à être noté et évalué et, le cas échéant, à échouer ? Par ailleurs, les études sont intenses et la mémoire fortement sollicitée, il est intéressant de savoir quels moyens le candidat s'est donné pour réactiver ses facultés à apprendre, se concentrer en un mot se redynamiser. Enfin le candidat doit comprendre qu'il sera peut-être le doyen ou presque de la promotion. Souvent, les échanges intergénérationnels sont sources de richesse à l'école et ne posent guère de problèmes. Pour conclure, certains employeurs dans le cadre de la promotion professionnelle prennent en charge leur personnel « mature » : quelle réponse plus pertinente peut-on faire dans la mesure où le salarié retournera travailler sur le site où on lui aura fait confiance !
Parler d'âge n'est donc pas discriminant, c'est juste une façon de s'assurer du confort futur du candidat.

Deuxième piste : les questions spécifiques

Elles touchent certains candidats et pas d'autres. La plus fréquente concerne les candidats hommes. Toujours pas de discrimination à l'horizon ; en effet, la question peut être posée de plusieurs façons :

- travailler dans un milieu plutôt féminin ne vous dérange-t-il pas ?
- qu'apporterez-vous dans une équipe ?
- y a-t-il des différences dans votre façon de vous occuper d'un patient ?

Le monde soignant est majoritairement féminin ; aussi est-il pertinent de se positionner en tant qu'homme, à la fois pendant la scolarité, puis en fonction. Les jurys posent ce genre de questions très fréquemment.

Un recueil de petites phrases pourrait être publié pour faire hurler les féministes. Les hommes se voient comme des pacificateurs, au milieu d'une horde de femmes hystériques, ou comme les *Rambo* du service.

Entraînement rapide destiné à éviter les maladresses :

- l'homme peut contribuer à la sécurité en étant une présence dissuasive ;
- il est une personne à qui l'on peut passer la main en cas de difficultés avec un patient, une ressource en quelque sorte ;
- il a un côté modérateur et temporisateur dans un service en raison de centres d'intérêts différents de ses collègues féminines ;
- il a enfin une force musculaire spécifique qui peut constituer une aide bienvenue dans certaines situations face à des patients de très forte corpulence.

Séquence 8.b : Le candidat est conscient qu'il devra évoluer dans un secteur féminin, mais il pense que la complémentarité homme-femme sera un atout.

Autre type de questions : celles destinées à des candidats diplômés dans d'autres pays et étant dans l'obligation de, soit repasser l'épreuve, soit accepter un métier en deçà de celui exercé dans leur pays d'origine. L'objectif est de s'assurer que la personne a bien pris conscience que ses compétences et ses capacités seront autres, qu'il est parfois difficile de ne pas faire de glissements de tâches et que, psychologiquement, il est inconfortable de se sentir moins ou non reconnu.

Troisième piste : les questions ouvertes

Ces questions surviennent le plus souvent en fin d'oral dans les dernières minutes. C'est pourquoi il est vivement recommandé de rester toujours attentif et à l'écoute du jury, ne jamais se relâcher totalement. En effet, c'est parfois dans ces instants ultimes que les maladresses peuvent arriver, les mots malheureux surgir. Il est important d'être toujours dans le contrôle de soi, l'oral n'est pas terminé, il ne s'agit pas d'une conversation entre amis !

Exemples

- Qu'est ce qui pourrait vous faire renoncer ?
- Que ferez-vous en cas d'échec ?
- Quels sont vos critères de choix d'une école ?
- Qu'attendez-vous d'une école ?
- Comment avez-vous connu notre école ?
- Avez-vous une question à poser au jury ?

Quelques éléments d'entraînement rapide :

- en cas d'échec : remise en question pour mieux en comprendre les raisons/recherche d'une formation ou d'une expérience/je suis motivé donc je recommence à la prochaine session, c'est vraiment le métier que je veux faire ;
- les cas de renoncement : fort peu en vérité, soyons honnête : la maladie, les problèmes familiaux et financiers ;
- le choix de l'école : rencontre avec des élèves/journée portes ouvertes/la réputation dans mon service/la proximité géographique ;
- les attentes : éviter les cours et les connaissances car le programme est national et donc identique partout/une approche personnalisée/un soutien pédagogique de proximité/l'écoute de l'équipe pédagogique/une ouverture sur des projets spécifiques à l'école : stages à l'étranger…
- la question au jury : éviter à tout prix de demander la note ou l'impression faite ou est-ce que je suis pris… si l'inspiration n'est pas là : préférer le silence. Éviter « c'est quand la rentrée ? », un bon candidat investi sait déjà tout cela !!

Il est alors possible de demander aux membres du jury quelle est pour eux la qualité ou la valeur essentielle à avoir pour exercer ce métier.

Séquence 8.c : Le candidat se prête au jeu de cette dernière question et demande au jury ce qu'il attend d'un candidat.

La présélection s'achève ici. Avant d'aborder la phase de l'entraînement intensif à l'oral, voici quelques conseils.

Le ton et le style de ces pages se veulent vifs, dynamiques, pour vous amener à envisager ce concours non comme une torture mais comme un moment, certes difficile, mais aussi **confortable et abordable**.

Si tous les candidats ont le trac, certains restent muets, paralysés, tétanisés. Pour en finir avec cette image qui vaut pour toutes les épreuves orales, vous devez prendre conscience que le travail en amont, l'entraînement, la réflexion, sont vos alliés les plus sûrs. Vous avez compris l'importance de s'investir, d'adopter un vocabulaire approprié au métier, de savoir en énumérer les composantes.

Les phases décrites ici sont les bases de votre entraînement.

À vous de continuer, à vous de solliciter votre entourage pour présenter, améliorer vos motivations, à vous d'avoir l'image la plus précise du rôle de l'aide-soignant, à vous de rester mobilisé vers cet objectif que vous vous êtes fixé.

Conseil

Les séquences du DVD vous aideront... les candidats filmés parlent ce langage. Si vous avez commencé par visionner le DVD, dites-vous que Thomas et Magdaline ont suivi cet entraînement... Que leurs réponses sont le fruit d'un travail de préparation de quelques mois. Que leur maîtrise de cette épreuve n'est pas naturelle mais l'aboutissement d'un parcours. Que l'objectif est à votre portée.

Partie II

L'entraînement

La première phase de votre préparation s'est achevée ; peut-être n'êtes-vous pas passé par cette étape, vous réservant pour plus tard. Cependant, le système de navigation de cet ouvrage rend chaque entrée possible : vous en êtes l'acteur principal.

Cette partie est essentielle pour la réussite de l'épreuve. Elle aborde deux des points les plus délicats : la gestion du stress et les 10 minutes de préparation à l'oral.

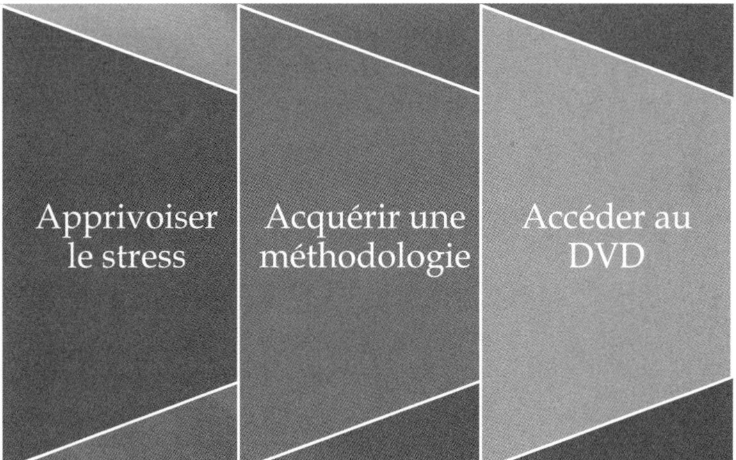

4

Apprivoiser le stress

Il n'est pas d'étudiant, de candidat aux concours, qui ne se soit un jour senti « stressé » au point de ne plus pouvoir parler, d'avoir la tête vide, la gorge sèche. L'issue est souvent fatale : l'échec. De là les pleurs, les remises en question, les efforts ruinés et la tendance à la dévalorisation. Ce cheminement est classique et fort regrettable. C'est pourquoi, avant tout, il est bon de s'interroger sur le stress.

Zoom sur le stress

L'origine est aussi lointaine que celle de l'homme : du latin *stringere* signifiant « serré, raide ». Plus contemporain, ce mot de l'anglais *tendu* désigne un ensemble de facteurs environnementaux qui imposent des contraintes à l'organisme.

Le stress se ressent dans le corps et dans l'esprit. Les acteurs le connaissent sous le nom de trac et le ressentent souvent avant une représentation, les sportifs avant une compétition et les amoureux avant le premier rendez-vous. Nul n'y échappe !

Partant de ce constat, il est évident que le stress a un lien avec la performance, il en est un des composants. Dans un cas de figure, il bloque les ressources, dans le deuxième cas il stimule les ressources. Des études ont été faites sur le rat : lorsqu'il rencontre un danger, l'animal est stressé et deux réactions possibles s'offrent à lui, la fuite ou l'attaque. C'est son niveau de stress qui détermine sa stratégie d'adaptation.

Le stress a donc deux visages : celui que l'on présente comme mauvais stress et celui qui est bon. Le premier est synonyme de peur, de perte de moyens et de mémoire, de capacités intellectuelles figées et de facultés d'adaptation annihilées. Pour reprendre l'image du sport, **ce stress ralentit, freine**. Il est votre ennemi ; appelons-le « **stress inertie** ».

L'autre stress aide, énergise… il est votre ami c'est le « **stress énergie** ». C'est un stimulant qui permet de mobiliser rapidement les ressources en vue de la performance à venir. Souvent présenté comme l'adrénaline, il permet de faire face à une situation – que l'on appelle le *coping*. Il aide à obtenir une zone optimale de performance : c'est ce que vous recherchez.

Depuis que vous avez choisi de vous présenter aux concours d'aide-soignant, vous êtes envahi par le stress sans savoir de quelle nature il est exactement : les deux sans doute et c'est normal. L'objectif est de l'apprivoiser.

Évaluer votre degré de stress

Quelles sont les situations qui vous stressent ?

En voici quelques exemples :

- prendre la parole ;
- parler devant des inconnus ;
- avoir peur de ne pas savoir ;
- penser ne pas/jamais être à la hauteur ;
- faire un exposé ;
- ne pas gérer le temps de préparation ;
- revivre des souvenirs d'échecs scolaires.

La liste est longue et certains cumulent les situations à risque au point de redouter de prendre la parole, que cela soit au travail, dans leurs activités personnelles, à une réunion d'école… Au concours, devant un jury, pour vous l'échelle du stress est maximale et peut s'avérer devenir un cas de renoncement ou d'échec. Si vous souhaitez vaincre cette tension, ou du moins la maîtriser, l'envie de réussir doit être supérieure à la peur, ce doit être votre état d'esprit pour les prochaines semaines avant le concours.

Point de départ : la peur naît de l'ignorance

Exemple

Le plongeur a peur de s'élancer du plongeoir de 10 mètres... il reculera ce moment le plus longtemps possible. Comment peut-il vaincre son stress ? Réponse rapide et simple : en s'entraînant et en maîtrisant la technique du plongeon.

Pourquoi en serait-il autrement pour les choses de l'esprit ? Tout examen, tout concours se préparent en amont, les appréhensions se dissipent à la fois par la pratique et le savoir-faire.

Le programme « apprivoiser le stress » comprend :

- deux exercices pratiques et illustrés ;
- une technique personnelle.

Le contenu de l'épreuve est créateur de stress, à la fois sur le fond et sur la forme. Le fond porte sur un sujet sanitaire et social à analyser, à débattre avec le jury, et un entretien plus personnel sur les motivations et le profil. La forme suppose prise de parole, capacité d'écoute, réactivité et aptitude à parler de soi dans un contexte d'évaluation. L'enjeu est fort : c'est la voie d'accès à une formation dans un premier temps et à un métier ensuite.

S'exprimer face à des personnes inconnues n'est pas aisé. En effet, où porter son regard, que faire de ses mains, quel ton adopter, comment respirer quand on a la gorge sèche, comment placer sa voix quand elle est plus tremblotante que claire et limpide ? La position assise, à une table et dans une grande proximité avec le jury, créée même davantage encore de tension...

La stratégie proposée est conçue sur la progressivité : avant de pouvoir être capable de s'asseoir pour l'entretien, vous allez marcher !

Le *corridor pitch* : une double entrée

➔ Le principe de l'exercice
➔ Les séquences

Le principe du *corridor pitch*

Dès l'Antiquité, les premiers philosophes ont affirmé que la marche favorisait la pensée et la concentration. Reprise beaucoup plus tard par Jean-Jacques Rousseau et Nietzsche, l'idée a fait son chemin : les seules pensées valables viennent en marchant. La marche libère l'esprit contrairement à la position assise. D'ailleurs les Grecs enseignaient en déambulant, à l'image d'Aristote et du célèbre tableau de Raphaël : l'École d'Athènes.

En effet, la marche suppose attention et vigilance, le corps est en action, l'esprit en éveil, la respiration naturelle. Deux personnes qui marchent se regardent et bougent, utilisent leurs bras, le tout dans une posture assez naturelle.

Séquence 9.a : Une candidate s'essaye à cet exercice en compagnie d'une formatrice.

Pour vous entraîner, marchez pour libérer ce stress, marchez pour énoncer vos motivations, marchez pour trouver un ton, un rythme, un phrasé que vous vous approprierez avant d'aborder la position assise. D'abord la marche… puis la pensée.

Pensez à vos motivations d'être aide-soignant, aux raisons qui vous ont conduites à ce concours, pensez logique, pensez simplement. La position debout facilite l'intimité, l'aspect confidentiel de cet exercice. Pour rendre cet entraînement ludique, plaisant, il est important de se fixer un temps limité de 2 à 3 minutes… Ainsi dans le DVD, les deux candidates Élodie et Assiata disposent de 3 minutes.

Cette technique est un clin d'œil à une technique de communication intitulée *elevator pitch*. L'idée est la suivante : un inventeur d'un nouveau logiciel révolutionnaire est à la recherche de capitaux pour développer son produit ; le hasard le met en présence de Bill Gates dans un ascenseur, il a 4 à 5 étages pour convaincre le géant de l'informatique. Quand l'ascenseur s'arrête à l'étage sélectionné, les portes s'ouvrent ; Bill Gates sort, se retourne et dit : « Suivez-moi, votre idée m'intéresse. » Aujourd'hui, les écoles de commerce enseignent cette pratique. Le cinéma l'a également mis en scène dans le film *Working Girl* où Mélanie Griffith doit convaincre Harrison Ford d'un projet, le temps d'accéder à l'étage de son bureau.

Ne disposant pas d'un ascenseur dans le centre de formation où j'enseigne, j'ai imaginé utiliser le couloir pour mener à bien cet exercice. Bon nombre d'élèves réticents au départ sont parvenus après quelques allers et venues à maîtriser leur stress de façon inédite.

Marcher offre cette possibilité de bouger, d'utiliser les mains en appui des mots pour souligner un propos ou donner de la vie à ce qui est dit. Le regard se tourne vers l'autre pour chercher une approbation, relever un désaccord ou insister sur un point. Le regard est indispensable à l'oral et il n'est pas envisageable de ne pas regarder le jury, d'opter pour un regard fuyant, d'évitement. Marcher, c'est aussi un rythme, une cadence de pas. Vous entrerez dans la salle du jury et vous aurez à faire quelques mètres pour atteindre la table, les membres du jury vous regarderont franchir cette distance : votre démarche vous révèle. Marcher, c'est aussi apprendre à communiquer avec le langage du corps.

Conseil

Marcher pour penser, penser en marchant, tel est le but de l'entraînement au *corridor pitch*. Vous pouvez vous entraîner n'importe où, dans un jardin, sur le chemin de l'école ou du travail, à tout moment et avec la ou les personnes de votre choix. Plusieurs interlocuteurs vous aideront à maîtriser vos motivations de façon différente et à savoir adapter votre argumentation. Ayez toujours présent à l'esprit que vous devez être authentique, sincère et naturel.

Quelques pas... pour quelques mots

→ Séquences 9 : le *corridor pitch*

Deux candidates : Assiata et Élodie.

Premier plan : que voyez-vous ?

Deux personnes marchant dans un couloir de façon non formelle, c'est-à-dire comme on peut le faire dans la rue ou dans un parc.

Plan rapproché : de quoi parlent-elles ?

De l'orientation professionnelle, du choix d'une formation, de qualités, de défauts. Du cheminement qu'elles ont suivi, de l'envie d'exercer le métier d'aide-soignante. Elles sont authentiques, elles enchaînent les idées sans attendre les questions et surtout elles sont parvenues à gérer leur stress. N'oubliez pas que lors de ce tournage il y avait 3 cameramen autour d'elles, ce qui équivaut à un jury d'oral.

Comment en parlent-elles ?

Autrement !!

La marche est une activité physique à la portée de tous, elle se fait au rythme des marcheurs, elle est dynamique si l'on bouge ses bras, son visage, etc.

Regardez Assiata et Élodie, elles parlent normalement, naturellement. Elles regardent la formatrice, lui sourient, utilisent une gestuelle en appui des mots. En regardant de très près ce sont les élèves qui donnent le rythme de la marche en fonction de ce qu'elles ont à dire et de ce qui leur reste à dire, elles ralentissent quand cela leur semble nécessaire… La formatrice suit et adopte le rythme retenu !

Cette pratique facilite la communication, crée une proximité qui inspire confiance et rendra plus facile le passage à la position assise. C'est parfois l'amorce utile pour dédramatiser le passage à l'oral. Pour certaines, plusieurs passages sont nécessaires pour acquérir une fluidité de ton et une assurance toute relative, certes, mais indispensable pour aborder l'oral.

L'oral vous a toujours fait peur ? Vous avez peut-être échoué à des épreuves auparavant en raison d'un stress indomptable, demandez alors de l'aide à la personne avec qui vous êtes le plus en confiance, sans crainte d'être jugé… Choisissez un terrain qui vous plaît et commencez à marcher en expliquant les raisons qui vous amènent à vouloir devenir aide-soignant. Optez pour un ton neutre, ni trop intime ni trop froid, respirez pour mieux gérer vos émotions…

Faites et refaites le chemin choisi pour parvenir à trouver votre souffle, pour ne pas chercher vos mots trop longtemps… Dès que vous vous sentirez à l'aise, que votre partenaire de marche vous dira que vous êtes convaincant, qu'il affirmera avoir compris vos motivations… Vous aurez à votre tour vaincu les premières peurs, les réticences ancrées et vous pourrez passer à l'entraînement suivant. Ne perdez pas patience, s'exprimer est un art difficile.

Séquence 9.b : La candidate est à l'aise dans cet exercice ; elle prend le temps de respirer avant de répondre, sa voix est posée et ses réponses sont fluides.

Séquence 9.c : Assiata répond avec calme aux questions et argumente en regardant son interlocutrice.

Séquence 9.d : Élodie est timide et peine parfois à répondre aux questions de la formatrice. Son regard est fuyant, sa démarche maladroite.

Le *speedtalking* : une double entrée

→ Le principe et les objectifs recherchés
→ La séquence 10 du DVD : Amandine

Après l'entraînement à la marche, peut être ressentez-vous déjà les effets bénéfiques de cet exercice sur le stress ! Parler n'est pas aussi inaccessible que vous vous l'étiez imaginé et vous avez certainement réussi à exposer les raisons de votre choix avec un certain naturel et un certain plaisir. Même si cette idée peut vous sembler totalement farfelue, l'oral est agréable quand il est maîtrisé, certains candidats ressortent de l'épreuve avec le sourire, ayant eu l'impression de passer un bon moment avec le jury.

Important

Garder en mémoire que le jury n'est jamais « méchant » avec le candidat, l'intention n'est jamais celle-là. Il cherche à vous évaluer, pas à vous torturer... le reste relève de votre ressenti tout comme la sensation d'inconfort pendant ces quelque 20 minutes.

Le principe : la progression

Il s'agit de passer de la position debout à la position assise. Cette posture, très anxiogène pour la plupart des candidats, donne l'impression d'être statique, un peu comme à un tribunal. Supporter les regards n'est pas toujours confortable, il faut être en mesure de maîtriser ses craintes, ne pas perdre ses moyens et être efficace dans sa communication. Dans ce but, les personnes qui préfigurent le jury sont plus nombreuses, 4 à 5, et se situent à une distance plus éloignée que lors de l'entretien.

Les objectifs sont simples :

- être assis face à un auditoire ;
- exprimer ses motivations et présenter son profil ;
- utiliser les modes de communication verbale et non verbale ;
- apprivoiser le stress de la prise de parole en public.

L'entraînement, tout comme le *corridor pitch*, se fait en temps limité, 2 à 3 minutes. Au cours de ce temps, avec peu ou pas d'intervention de la part du formateur, l'élève présente, organise seul son propos, et les membres de l'auditoire posent les questions de leur choix.

Le but de l'exercice est le suivant :

- apprendre à mettre en ordre les événements qui conduisent à ses choix professionnels ;
- apprendre à maîtriser les articulations logiques (ce n'est pas parce que j'ai fait un stage en 3e que je « suis fait » pour ce métier). C'est plus subtil, le stage a fait découvrir un environnement, des professions inconnues jusqu'alors, des soins et des patients ;
- ne pas être freiné, distrait par des questions qui risquent de briser la dynamique du ton et des idées ;
- s'entendre aussi parler, chercher les mots justes et convaincants ;
- appliquer la technique du fil conducteur ;
- puiser en soi des ressources pour aller jusqu'au bout ;
- s'adresser à un auditoire, apprendre à accepter le regard des autres sur soi sans se sentir au bord de l'évanouissement.

À retenir

Plus je m'entraîne, plus je maîtrise les techniques. Plus je m'entraîne, plus j'apprivoise le stress.

Cette technique est difficile. Elle vous met en présence d'un public pour la première fois, c'est pourquoi l'exercice est important, essentiel, pour aborder enfin la situation de l'entretien. En classe, cet exercice est fréquent et fait intégralement partie de la formation. Le temps limité permet d'apprendre à être concis et persuasif en créant un rythme, l'étudiant s'approprie un comportement qui lui sera indispensable le jour de l'épreuve.

Sollicitez vos amis, vos collègues et votre famille. Soyez patient, la technique s'acquiert progressivement, changez d'auditoire pour ne pas risquer de vous habituer ou de lasser. Ne craignez pas les questions, les amis sont parfois plus exigeants que le jury.

Séquence 10 : le *speedtalking*

Une candidate : Amandine.

Une transition utile pour aborder l'épreuve orale : le principe est simple, une fois entrée et installée la candidate commence à exposer son parcours sans être ni interrompue ni questionnée.

Le but est de créer une situation de communication naturelle en éliminant le plus possible les crispations.

Amandine choisit ses mots pour se décrire, argumente et enchaîne son parcours. C'est la première fois qu'elle se livre à cet exercice, elle teste sa capacité à mobiliser son énergie, à convaincre et à communiquer. Face à elle, un jury qui l'oblige non seulement à s'adresser à plusieurs personnes, mais aussi à retenir leur attention.

Séquence 10 : Amandine présente son parcours et argumente devant ses pairs.

À ce stade de la préparation, vous devez commencer à apprivoiser le stress, vous vous appropriez la méthode et envisagez l'oral rassuré et plus sereinement. L'entraînement apprend, fait reculer la peur, car désormais vous avez évalué votre coefficient de stress et savez comment en faire un ami. Sachez que la parole, le discours, l'oral, sont des exercices de communication avant tout et l'objectif est de se montrer le plus clair, le plus convaincant possible. Il est classique de distinguer la communication verbale et la communication non verbale. La première s'appuie sur les mots, le verbe, la seconde s'appuie sur la posture, le regard, le langage du corps, les vêtements, la coiffure. Les deux sont nécessaires et complémentaires afin de donner une prestation de qualité.

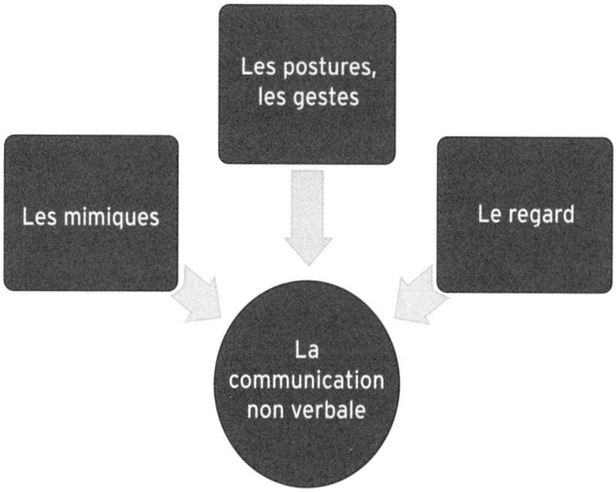

Ce schéma présente les différentes composantes de la communication non verbale (CNV) que vous utilisez sans le savoir chaque jour. Ainsi, le sourire que vous faites à votre voisin en le croisant dans les escaliers fait partie de la CNV. La grimace en voyant la pile de travail, de cours à apprendre, relève du même registre.

Pour revenir au concours, l'oral s'appuie aussi sur ces gestes ; les bras ne sont pas croisés – position de fermeture – ni sous la table – cela vous donne un air affaissé et voûté. De même, le regard se veut direct, franc, passant d'une personne à l'autre et non fuyant sur une ligne d'horizon au-dessus du jury ; il n'est bien sûr pas question de dévisager un membre du jury ni de n'en regarder qu'un seul, les mains viennent en appui des propos pour donner vie et rythme à votre exposé.

Même si cela peut déplaire à certains, tout oral contient une part de théâtre, de mise en scène, afin de pouvoir bien en valoriser le contenu. Ni drame, ni comédie, ni pantomime, ni mime… juste une façon d'être au mieux.

Le dernier point de l'entraînement pour apprivoiser le stress est une méthode de relaxation largement répandue aujourd'hui et qui a prouvé son efficacité.

La technique de la visualisation

Il s'agit de la capacité mentale que vous avez de vous représenter un objet, une situation. La visualisation est connue et reconnue pour réduire le stress et l'anxiété ; elle contribue à apporter du mieux-être. Nombreux sportifs y ont recours avant une compétition, comme les musiciens visualisent leurs concerts avant d'entrer en scène.

En ce qui concerne votre entraînement, il va s'agir de mettre des images réelles sur tout le déroulement de l'épreuve orale.

Objectif : se représenter tous les éléments de la situation de l'entretien.

De manière systématique vous allez visualiser :

- le lieu, la salle, la disposition des tables, la luminosité ;
- le jury ;
- et VOUS… entrant dans la salle, saluant, vous asseyant ;
- votre posture, votre tenue vestimentaire.

Vous allez entendre votre voix, la discussion, les questions difficiles (ce que vous allez ressentir à cet instant-là), la façon dont vous allez ou pas répondre, le fait de dire « je ne sais pas, je n'ai pas compris, pouvez-vous répéter ».

Chaque séquence sera visualisée, découpée et vous vous mettrez ainsi en situation pour désamorcer le stress.

La visualisation permet en procédant ainsi de se rapprocher le plus près possible de la réalité, d'avoir cette impression de vivre les moments à venir. C'est pourquoi cette technique permet de se familiariser avec les événements futurs en les visualisant comme des faits réels qui vont se dérouler. Pour que cet exercice soit efficace il convient de le pratiquer plusieurs fois, en y intégrant des détails nouveaux qui vous viennent à l'esprit au fur et à mesure.

Le temps d'apprivoiser le stress et il… s'achève. L'appariteur va venir vous chercher pour vous donner le sujet de l'entretien. Cette étape est souvent décrite comme un moment de solitude où l'on a l'impression de jouer une partie importante de son parcours. La main tremble légèrement, vous avez l'énoncé. C'est ici que commence le huis clos de la préparation.

Acquérir une méthodologie de la préparation

Dix minutes, c'est le temps dont vous disposez avant de vous présenter devant les membres du jury :

- pour réfléchir sur le sujet donné ;
- pour organiser vos idées ;
- pour concilier à la fois les connaissances et la méthodologie.

Pour avoir une échelle temps, posez-vous la question suivante : qu'a-t-on le temps de faire en 10 minutes dans la vie courante ? *Selon vos centres d'intérêts, votre âge, 10 minutes c'est le temps qu'il faut pour faire cuire 3 œufs à la coque à la suite, c'est parcourir un kilomètre à pied en étant un bon marcheur, c'est aussi 3 stations de métro à Paris ! À vous de choisir ce qui est le plus évocateur, le plus signifiant pour vous.*

Première question : comment aborder ce temps ?

Sachant que vous avez pratiqué déjà quelques exercices destinés à apprivoiser le stress, l'énergie emmagasinée devrait vous aider. Vous allez être seul dans une salle de préparation et vous parviendrez à vous concentrer davantage que lors des épreuves écrites. Sachant que vous vous êtes préparé en travaillant les grands thèmes sanitaires et sociaux, vous disposez de matières premières pour argumenter sur le sujet. Sachant que vous êtes très motivé pour réussir ce concours, laissez-vous guider sur le chemin de la méthodologie.

5

La gestion du temps

L'écueil à éviter avant tout est de se laisser déborder par le temps et de s'entendre appeler alors que vous n'avez pas ou à peine commencé à jeter des idées sur votre feuille de brouillon ; là, le « stress inertie » refera surface avec un sourire ironique.

Séquence 11.a : Pour cette candidate, le facteur temps a été un point sensible de sa préparation.

L'objectif est donc de découper le temps de préparation en phases, chacune d'entre elles va correspondre à une activité. Le schéma suivant vous servira de guide lors de l'entraînement.

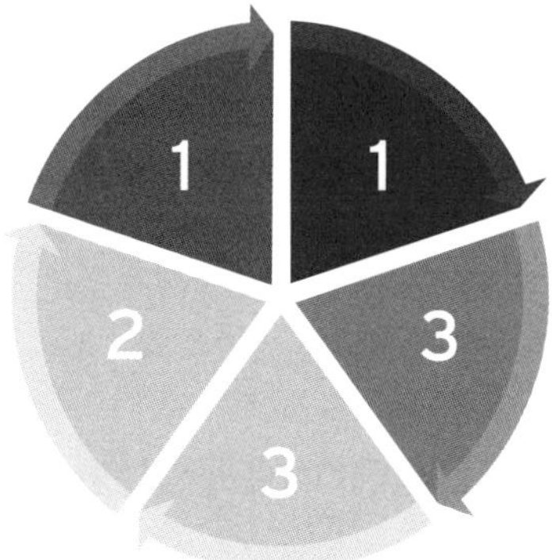

Voilà les 10 minutes représentées comme une horloge en partant de droite à gauche.

Chaque chiffre équivaut à des minutes... Cette technique doit vous permettre de visualiser les séquences de votre préparation.

Une minute de réflexion sur le sujet, stylo posé

Lisez la consigne à plusieurs reprises pour vous assurer que vous l'avez comprise et éviter ainsi le hors sujet fatal. S'il s'agit d'une phrase simple, traduisez-la avec vos mots avant de commencer.

Exemple

Les causes de l'obésité chez l'enfant.
Nombreux sont les candidats qui confondent encore les causes, les conséquences... Petite astuce de bon sens : qui dit cause amène à répondre par « à cause de »... un moyen comme un autre pour ne pas se tromper.
Ce moment est important, car il va déterminer la suite de la préparation, il doit être *un indicateur de confiance*. Les minutes suivantes seront optimisées si vous passez par ce temps de réflexion avant l'action. Ni précipitation ni hâte... une méthode est faite pour rassurer. Découvrez la suite, les 9 minutes restantes.

Séquence 11.b : La candidate prend le temps (pas assez sans doute) pour lire et relire son sujet.

Trois minutes pour recenser les idées

Cette phase est essentielle, vous devez faire l'inventaire de vos idées en vous posant l'ensemble des questions utiles à l'analyse du sujet. Pas question de rédiger, écrivez des mots, utilisez des flèches. C'est ici que le travail d'information, les connaissances acquises vont vous servir.

À savoir

La réussite au concours passe par une note d'excellence ; ce qui fera la différence entre vous et les autres c'est à la fois une méthode appliquée et des connaissances actualisées... L'union des deux représente votre chance d'intégrer l'école d'aide-soignant.

Bien souvent, lors de la préparation, le candidat s'arrête, lors de cette phase, trop content d'avoir déjà trouvé des choses à dire au jury. **Ne faites pas ainsi :** un des critères retenus pour évaluer l'oral réside dans la capacité à faire un plan, à synthétiser ses idées et argumenter à l'aide d'exemples. À cet instant, vos idées ressemblent plutôt à un catalogue, une liste très énumérative qu'à un plan structuré…

Séquence 11.c : Magalie repart de son sujet « le suicide au travail » et pose les mots-clés qui lui serviront de repères pour son plan.

Séquence 11.d : La candidate expose sa méthode très personnelle pour cette phase de préparation.

Exemple

Les causes de l'obésité de l'enfant :
- grignotage ;
- alimentation trop riche en graisses, sucres ;
- fast-food ;
- insuffisance ou absence d'exercice physique ;
- sodas ;
- trop de nourriture ;
- encadrement parental inexistant, prédisposition ;
- contexte économique.

Imaginez ce que pourrait donner, lors de l'épreuve, une énumération certes juste, mais peu convaincante, dénuée d'analyse, d'exemples et en outre rapidement lue, en une ou deux minutes. Cela ne vous amène donc pas à l'excellence recherchée et nécessite d'élaborer un plan.

Trois minutes pour élaborer un plan

Séquence 11.e : Thomas organise ses idées causes/remèdes et son plan se dessine peu à peu.

Séquence 11.f : Mélanie recense ses idées qui lui permettront d'élaborer son plan.

Cette séquence a des airs de travail d'architecte : en effet, vous devez regrouper les idées par thèmes, trouver des liens entre elles et illustrer par des exemples. Reprenons l'exemple, comment peut-on hiérarchiser les idées en les regroupant (sujet : obésité de l'enfant) :

- des causes liées à une alimentation déséquilibrée : gras, sucres, féculents ;
- des causes liées à la sédentarité ; insuffisance de sport, temps long devant les écrans de console vidéo ;
- des causes liées à une hygiène de vie insuffisante : grignotage… ;
- des causes liées à des modes alimentaires : fast-food, repas déstructuré, réduction du temps passé à cuisiner, recours à des plats industriels ;
- des causes liées à la précarité : les aliments bon marché sont trop souvent très gras… ;
- enfin, il est opportun de se situer aussi dans le contexte de la santé : ainsi les médicaments peuvent faire prendre du poids, à l'image des corticoïdes. De plus, les prédispositions génétiques peuvent aussi expliquer une part de l'obésité que l'on appelle à tort héréditaire.

Cela commence à ressembler à un plan même si les idées peuvent encore être regroupées.

Les trois premières causes peuvent se regrouper en une seule rubrique : hygiène de vie défaillante.

Ce qui donnerait : les causes de l'obésité de l'enfant sont variées :

- une hygiène de vie défaillante :
  - alimentation trop grasse, trop sucrée, trop riche ;
  - sédentarité ;
  - grignotage ;
- des rites et modes alimentaires nouveaux ;
- la précarité, l'exclusion ;
- des raisons médicales et familiales.

Attention

Vous n'avez pas le temps de rédiger votre brouillon. Si vous persistez dans ce sens, vous n'aurez que le temps d'écrire quelques lignes, les 10 minutes seront déjà écoulées et vous vous présenterez devant le jury avec un travail inachevé qui aura fait resurgir le « **stress inertie** », vous lirez le tout en 30 secondes et...

Deux minutes pour rédiger l'introduction

Une seule partie, en revanche, exige d'être rédigée : l'introduction.

La raison en est simple, ce sont les premiers mots que vous allez prononcer après vous être présenté. Bien qu'apprivoisé, le stress rendra votre voix un peu blanche, vos mains ne seront pas assurées ; en rédigeant les premières phrases de votre intervention vous aurez une sorte de filet, de ceinture de sécurité, qui vous permettra de franchir aisément les deux minutes du début. Pour la suite, vous ferez des phrases à partir des idées notées sur votre feuille, exercice difficile que seule la pratique permet d'aborder.

Séquence 11.g : Thomas rédige les premières lignes de son introduction en s'appuyant sur son plan et la problématique de son sujet.

Une minute pour conclure et relire

Tout comme un bon repas se termine par un dessert, une prestation orale se termine par une phrase au moins de conclusion. Savez-vous quelle est la conclusion la plus répandue dans les concours ? « Voilà c'est tout. » Vous pouvez et vous devez mieux faire.

Sans inspiration, le mieux est de regrouper en une phrase ce que vous avez développé dans la présentation.

Exemple

L'obésité est réellement un problème de santé publique.

Avec inspiration, vous abordez un point, un aspect nouveau du sujet, ce qui tend à montrer que vous l'avez analysé.

Autre exemple

Face à l'obésité des enfants et aux effets néfastes sur leur santé des remèdes sont mis en place, à l'image de la suppression de la collation dans les écoles maternelles.

Cette technique qui peut vous sembler scolaire est une solution que vous allez adopter dès à présent pour maîtriser ces 10 petites minutes de préparation. Il s'agit pour vous de vous caler sur le découpage, dans un premier temps avec une montre. Dépasser de quelques secondes n'est pas dramatique, dès lors que vous avez la notion de la répartition du temps.

Entraînez-vous à maintes reprises, c'est une des clés de la réussite. Ainsi vous ne serez pas dans la situation de certains candidats qui s'excusent au préalable en disant : « je n'ai pas eu le temps de finir, je suis désolé ».

Pour résumer et sous un autre angle, le scénario de la préparation s'appuie sur deux schémas qui sont deux outils méthodologiques d'entraînement.

Selon votre préférence :

- **Outil 1 :** il schématise les minutes ;

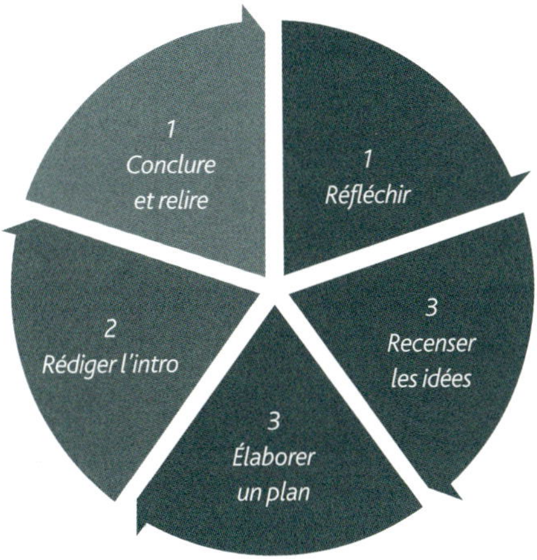

- **Outil 2 :** il met l'accent sur l'enchaînement.

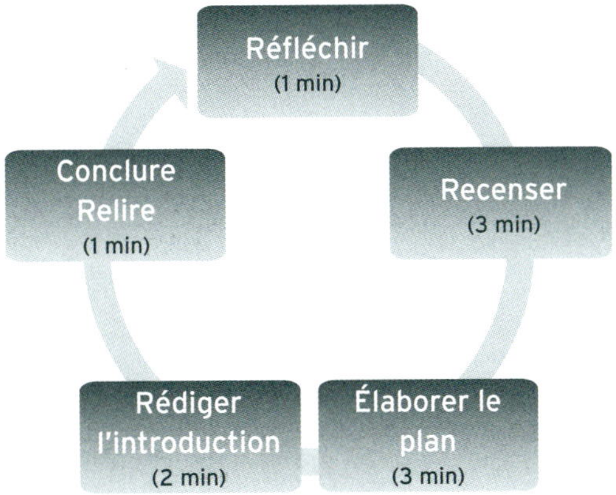

Quel que soit votre choix : utilisez-le et ayez-le à vos côtés lors des exercices d'entraînement.

Séquence 11.h : Le candidat s'appuie sur l'ensemble des outils mis à sa disposition tout en ayant un œil sur sa montre.

Séquence 11.i : Mélanie commente par le menu sa préparation et le découpage de son temps étape par étape.

6

La méthodologie du plan

Vous avez eu un bref aperçu de la notion de plan dans le cadre de la gestion du temps… mais l'essentiel est à venir. En effet, organiser sa pensée est sans aucun doute l'exercice le plus difficile qui soit à enseigner et à maîtriser. Combien de copies sanctionnées pour absence de rigueur, de plan, de structure sans colonne vertébrale ? En effet, comment peut-on écouter un candidat analyser un sujet si l'analyse est confuse, sans fil conducteur ?

Ne pas faire de plan c'est prendre le risque de :

- ne pas être écouté ;
- se répéter ;
- se perdre ;
- oublier ;
- lasser l'auditoire.

Le plan est une armature, une charpente pour votre intervention lors de l'entretien, mais c'est aussi un outil pour toute prise de parole. Si vous devez vous exprimer lors de réunions dans votre travail, dans vos activités personnelles, bâtir un plan facilitera votre message et le rendra plus clair et plus audible.

Qu'est-ce qu'un plan ?

Selon le Petit Robert, le plan est la « disposition générale d'un ouvrage, l'architecture l'agencement, la voûte… ». D'après Buffon « Faute de plan, c'est pour ne pas avoir assez réfléchi sur son objet qu'un homme d'esprit se trouve embarrassé et ne sait pas où commencer à écrire. »

Attention

Certains plans recommandés dans les épreuves de français et de philosophie du type : thèse + antithèse + synthèse ne sont pas adaptés à l'épreuve orale d'aide-soignant. Les thèmes sanitaires et sociaux supposent une autre approche. Si vous vous rappelez le découpage séquentiel du temps de préparation, la 3e partie de 3 minutes est consacrée à l'élaboration d'un plan.

Reprenez ces mots et faites-les vôtres, car sans plan vous aurez des difficultés à analyser un sujet, à intéresser un auditoire et donc la note de votre prestation ne sera pas à la hauteur de vos attentes.

Le principe consiste à dégager deux ou trois grandes idées directrices qui seront le support de votre analyse. Ces idées seront ensuite illustrées par des exemples, des références à des faits d'actualité qui nourriront votre oral. Les idées seules ne suffisent pas, il faut les enrichir.

De même qu'il n'y a pas de plan magique, de plan type qui « colle » pour tous les sujets, il n'existe pas non plus des dizaines de plans. Seuls 5 ou 6 semblent suffisants pour votre réussite. Le plan est déterminé par la question posée : plus la question est large, plus le plan est libre mais aussi complet, plus la question est précise et plus le plan est dicté voire suggéré.

Les sujets larges

Exemple

Que savez-vous de la maltraitance des personnes âgées ?

Cette consigne est très large, elle vous laisse le choix de ce que vous allez analyser. Sur la grande majorité des problèmes de santé publique, l'approche est analytique, c'est-à-dire que vous allez vous interroger sur les causes, les effets et les remèdes, sans oublier de définir les différentes formes de maltraitance. En effet, analyser un phénomène consiste à se demander : « ce qu'il est, pourquoi il existe, est-ce qu'il a des conséquences, est-ce que l'on peut envisager des remèdes ? » C'est ce que l'on intitule un plan de type analytique, mais le nom importe peu, ce qui compte c'est que vous sachiez identifier les sujets qui requièrent ce plan.

→ Démonstration

Tous les sujets qui demandent des explications pour mieux être compris, qui supposent d'envisager les conséquences entre autres sur la santé et qui exigent des remèdes peuvent être abordés sous l'angle causes/conséquences/remèdes.

Exemple de sujet

La consommation de cannabis par les jeunes. « Commentez » ou « Qu'en pensez-vous ? »

Le jury attend d'un futur professionnel de santé qu'il se positionne comme un futur soignant et qu'il présente une analyse qui prouve un raisonnement pertinent.

Pour ce sujet, un plan possible s'appuierait sur :

- les causes de la consommation ;
- les conséquences étudiées ;
- les remèdes envisagés.

Voici des sujets fréquemment proposés dans les concours AS, qui peuvent être autant d'exercices utiles à votre entraînement : les accidents domestiques de l'enfant, la consommation d'alcool chez les jeunes, les violences conjugales, l'obésité.

Si vous suivez l'entraînement, vous allez découvrir que ces sujets s'inscrivent bien dans le plan causes/conséquences/remèdes.

Attention

Ce plan est très apprécié par tous les candidats, mais il ne convient pas pour tous les cas. Ce n'est surtout pas un plan fourre-tout.

Le sujet cadré

Exemple

« La maltraitance des personnes âgées est un fléau de santé publique, un problème de société et une situation de détresse. À partir de vos connaissances, citez les causes et les remèdes à cette situation. »

Voilà un cas de sujet précis dont la lecture suffit à vous fournir le plan.

→ Plan suggéré à suivre

- Les causes de la maltraitance.
- Les remèdes envisagés pour lutter contre ce fléau.

De nombreux sujets sont ainsi formulés, qu'ils soient accompagnés d'un texte court ou non. Sachez que le texte est plus souvent un prétexte à la réflexion, une amorce qu'il vous sera demandé de lire ou pas selon les jurys. L'entraînement est rapide ici, car la consigne vous guidera. Ne rendons pas difficile ce qui ne l'est pas.

D'autres sujets appellent d'autres plans

Les annales regorgent d'exemples : l'automédication, les médecines douces, la télévision, Internet et la santé, l'animal domestique chez la personne âgée, les relations intergénérationnelles. Pour tous ces thèmes, le plan binaire est le plus adéquat, il est fondé sur le côté positif et le côté négatif du sujet, ce qui peut donner selon le registre de langage que vous choisirez et que vous maîtriserez :

- *avantages/inconvénients de l'automédication ;*
- *portée/limites des médecines douces ;*
- *bienfaits/méfaits de la télévision pour les enfants.*

Il existe aussi des sujets plus thématiques, plus horizontaux.

Exemple

Comment peut-on lutter contre l'insécurité routière ?

La lutte consiste à analyser les remèdes qui sont de deux sortes :

- la prévention ;
- la répression.

Exemple

Qu'est-ce que vieillir ?

Il ne s'agit pas ici de décrire le processus de vieillissement de l'homme sur le plan biologique, mais d'analyser la vieillesse sur un plan sociétal, affectif, ce qui peut se présenter ainsi :

- vieillir c'est être entouré, aimé ;
- c'est bénéficier de soins et être accompagné dans sa dépendance si besoin ;
- c'est se sentir utile et garder l'estime de soi.

Voilà une façon d'aborder ce sujet.

Exemple

Les discriminations sont de plus en plus nombreuses. Donnez votre avis.

Ce sujet relativement nouveau peut être traité à l'horizontale, c'est-à-dire en dressant un inventaire de toutes les formes de discriminations et en envisageant les moyens de lutte. Il est possible aussi, mais plus difficile, d'en chercher les causes avant de les lister.

Exemple

Santé et environnement. Commentez.

C'est une formulation que l'on retrouve parfois et qui consiste à rapprocher deux concepts comme santé et Internet/soleil et santé. Le plan sera conçu de façon à mettre en lien les deux notions : l'environnement agit sur la santé de l'homme – en envisageant les différents aspects, pollution, bruit, industrie agroalimentaire, dérégulation climatique, etc.

Ces exemples sont là pour vous montrer qu'avec de l'entraînement vous parviendrez à repérer les sujets et la façon dont il faut les analyser. Bientôt les plans seront des outils qui vous seront familiers et que vous utiliserez aussi en dehors des concours.

La figure ci-contre, tout comme le schéma de la gestion du temps (*cf.* page 63), peut figurer à côté de vous lorsque vous vous exercerez.

Exemple

L'approche multiculturelle dans le soin.

Ce sujet nouveau a été posé dans plusieurs IFAS en 2013.

Trop souvent, les candidats ne traitent que de l'aspect religieux et du rite alimentaire. C'est une vision un peu courte. En effet, depuis la Charte du patient hospitalisé de 2006, il est nécessaire de prendre en compte la dimension culturelle du patient.

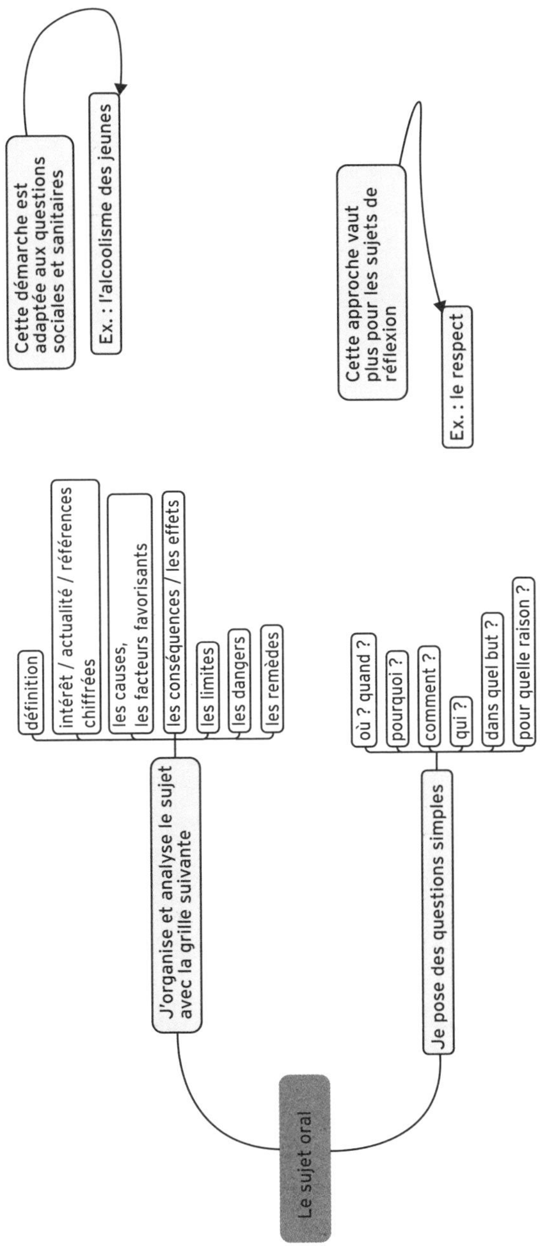
Le sujet oral
J'organise et analyse le sujet avec la grille suivante
définition
intérêt / actualité / références chiffrées
les causes,
les facteurs favorisants
les conséquences / les effets
les limites
les dangers
les remèdes
Cette démarche est adaptée aux questions sociales et sanitaires
Ex. : l'alcoolisme des jeunes
Je pose des questions simples
où ? quand ?
pourquoi ?
comment ?
qui ?
dans quel but ?
pour quelle raison ?
Cette approche vaut plus pour les sujets de réflexion
Ex. : le respect

Ce sujet va bien au delà des menus casher ou halal et des espaces dédiés à la pratique religieuse. Le plan sera conçu en déclinant les différents aspects du soin : l'accueil, la communication, les soins d'hygiène et, enfin, les repas et les pratiques religieuses et rituelles.

Ces quelques exemples pourront vous aider : le recours à des interprètes, le respect de la pudeur et de la perception du corps selon les cultures, l'importance de la famille et sa place auprès du patient, l'annonce d'un diagnostic, le refus de certains examens contraires aux croyances (échographie en maternité, etc.).

En psychiatrie, on parle désormais d'ethnopsychiatrie pour désigner cette nouvelle approche culturelle.

Les phases du schéma méthodologique de la démarche du plan

L'approche

Vous savez maintenant quel est l'intérêt d'un plan ; il vous faut le rendre agréable, le peaufiner et cela passe avant tout par l'introduction. En effet :

- *c'est le point de départ de l'entretien ;*
- *c'est la première impression que vous allez donner au jury ;*
- *ce sont les premiers mots que vous allez prononcer.*

L'introduction révèle très rapidement votre capacité d'analyse, même si l'outil de gestion des 10 minutes ne vous accorde qu'une seule minute pour la rédiger, il convient de s'entraîner dès à présent.

L'introduction

Ce sont des propos préliminaires qui figurent au début d'un ouvrage, d'un opéra ou d'un discours. Si l'on se réfère à l'art de la cuisine, l'introduction pourrait être le menu où le cuisinier annonce

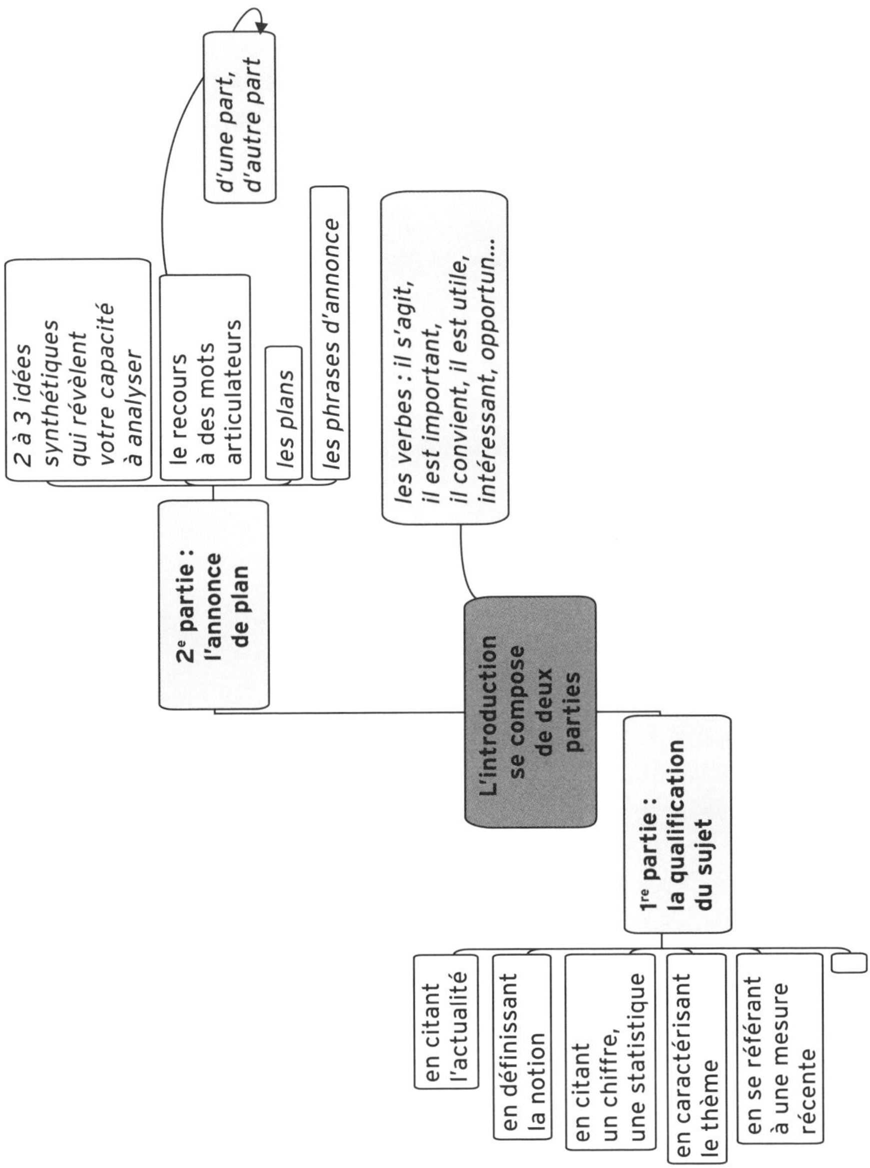
L'introduction se compose de deux parties
1re partie : la qualification du sujet
en citant l'actualité
en définissant la notion
en citant un chiffre, une statistique
en caractérisant le thème
en se référant à une mesure récente
2e partie : l'annonce de plan
2 à 3 idées synthétiques qui révèlent votre capacité à analyser
le recours à des mots articulateurs
d'une part, d'autre part
les plans
les phrases d'annonce
les verbes : il s'agit, il est important, il convient, il est utile, intéressant, opportun...

les plats, leur composition. Une sorte de mise en bouche. Retenez que c'est un moment fort et qu'il faut lui accorder du soin et de l'intérêt ! L'introduction se rédige une fois que vous avez trouvé les idées directrices de votre plan. En effet, comment dès la première minute être capable de faire une introduction si vous ne savez pas ce que vous allez développer ?

De quoi se compose-t-elle ?

La figure ci-contre récapitule son contenu.

L'introduction se compose de deux parties dont l'importance varie selon votre inspiration, le temps qui lui est consacré et la maîtrise de la méthodologie.

→ La première partie

La qualification permet de « lancer » le sujet, de lui donner un sens, de l'importance, une actualité.

Exemple de sujet

Les violences conjugales.

Voici cinq approches différentes :

• **citer l'actualité :** un fait divers récent a mis en lumière le caractère extrêmement brutal de cette violence où une femme a trouvé la mort alors que son conjoint était sous le coup d'une mesure d'éloignement. Les violences conjugales sont un thème d'actualité, chaque jour des femmes et des hommes en souffrent ;

• **définir le sujet :** la violence conjugale revêt plusieurs aspects, elle est à la fois physique, psychologique, verbale, financière. Elle touche essentiellement les femmes même si les hommes en sont également victimes ;

• **citer un chiffre :** aujourd'hui chaque année en France plus de 120 femmes meurent victimes de violences conjugales ;

• **caractériser le thème :** la violence conjugale est à la fois un phénomène de société, qui touche toutes les classes sociales, et un problème de santé publique face aux décès, blessures et handicaps des personnes qui en sont victimes ;

• **se référer à une mesure récente :** la lutte contre les violences conjugales a été retenue comme grande cause nationale 2010 et de nombreuses actions ont déjà vu le jour à l'image de la dernière campagne de prévention sur les écrans.

Voilà quelques exemples pour introduire le sujet de l'entretien. Bien entendu, cette approche suppose non seulement de la méthode, mais aussi un minimum des connaissances que vous aurez acquises par votre travail, vos lectures et votre investissement personnel.

Certains sujets sont plus faciles à introduire que d'autres. Il en est ainsi des thèmes de santé publique pour lesquels le plan causes/conséquences/remèdes s'applique. Caractériser le sujet est simplifié en effet : il peut être un problème de santé publique, une priorité, un enjeu, un fléau... De plus, et ceci est une astuce, ce plan peut parfois être une source d'introduction inépuisable.

Plan correspondant à une question ouverte :
analyser, commenter, donner un avis
Chaque partie est modulable
L'introduction peut aborder les causes, le développement traiter
des conséquences et la conclusion citer des remèdes
C'est à vous de choisir selon la consigne

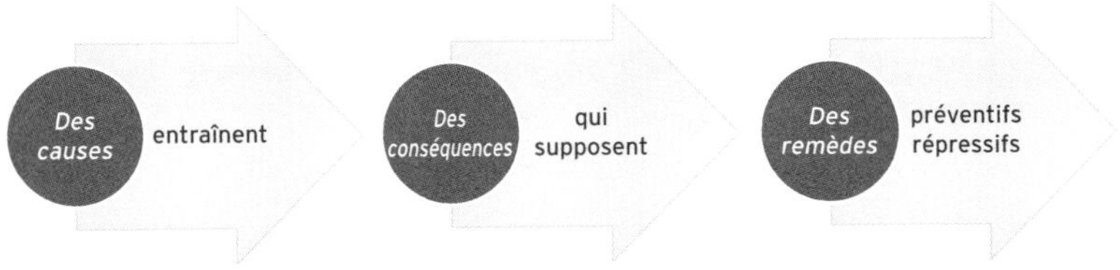

Exemple 1

Quelles sont les raisons qui poussent les jeunes à consommer de l'alcool avec des pratiques nouvelles comme le *binge drinking* ?

Ce sujet suppose de ne traiter que les causes ; rappelez-vous, c'est un *sujet cadré*. Mais il est possible de se référer aux conséquences très brièvement en introduction.

Trop de jeunes sont à ce jour victimes d'accidents de la route sous l'emprise de la consommation d'alcool, ils paient un lourd tribut à ce fléau de santé publique. C'est pourquoi il convient de s'interroger sur les raisons qui poussent les jeunes à boire.

Exemple 2

Quels sont à votre avis les effets de l'obésité chez l'enfant ?

Ce sujet amène à construire un plan sur les conséquences de l'obésité à la fois sur la santé, l'état psychologique, l'image et l'insertion dans la société. Il est possible ici aussi de se référer par exemple aux causes de l'obésité en introduction, sans en faire un développement !

Un enfant sur six en France souffre de surpoids, il s'agit là d'un constat alarmant et d'une priorité de santé publique. Les causes de ce phénomène sont multiples, à titre d'exemples : la sédentarité, une alimentation trop riche et l'absence de repères éducatifs. Les effets sont néfastes à la fois pour la santé de l'enfant et pour son bien-être mental et social.

Cette astuce permet à de nombreux élèves de nourrir leur introduction facilement. Pour les autres sujets entraînez-vous… Voici quelques thèmes récurrents :

- le dopage ;
- le don d'organes ;

- le bruit, une nuisance pour l'homme ;
- le recours croissant aux médecines douces ;
- Internet et la santé.

Pour ce dernier sujet, voici une façon de l'aborder : *il y a quelques jours, le ministre de la Santé a annoncé la vente prochaine de médicaments sur Internet, rendant ainsi cet outil encore plus impliqué dans le domaine de la santé, tant par les sites de vulgarisation que par l'accès à des informations utiles en termes de prévention.*

C'est une preuve supplémentaire de l'intérêt que vous devez porter à l'actualité, un moyen pertinent d'alimenter une introduction qui révélera dès les premiers mots votre ouverture sur le monde environnant.

→ La deuxième partie

Une fois l'intérêt du sujet posé, vous devez énoncer votre plan, c'est-à-dire les idées que vous allez développer. Il s'agit en fait d'une phrase d'annonce simple qui permet au jury de noter dès à présent les éléments d'analyse retenus. Plusieurs techniques existent, allant de la plus facile à la plus sophistiquée, la différence se situant dans le niveau de registre de langage et de maîtrise.

Exemple 1

Une annonce utilisant la première personne du singulier vous mettant en scène : *Je vais d'abord vous parler des causes, puis des conséquences et pour finir des remèdes.*

Le plan est annoncé, c'est efficace… Si vous êtes à l'aise avec ce type de phrase ne changez pas de méthode, vous risquez de perdre votre naturel. Si toutefois vous souhaitez apporter quelques légères modifications, une suggestion : remplacez les mots de liaison par, dans un premier temps, « d'abord » ; dans un second temps « puis » et dans un dernier temps « pour finir ».

Séquence 12.a : Thomas présente son plan lors de son entretien en posant clairement la problématique du sujet qu'il doit traiter.

Séquence 12.b : La candidate s'appuie sur une introduction qui présente le problème soulevé par son sujet avant de proposer un plan de sa présentation.

Exemple 2

Une annonce de plan avec une tournure impersonnelle.

• « Il faut dans un premier temps parler des causes, dans un second temps voir les conséquences et enfin évoquer les remèdes. »

Dans ce genre de proposition vous n'apparaissez pas, et le style de la phrase donne une touche plus analytique. C'est un registre de langage plus soutenu mais si vous peinez à l'utiliser, conservez uniquement ce qui vous convient et vous facilite le travail.

« Il convient dans un premier temps d'analyser les causes, puis d'étudier les conséquences avant d'envisager les remèdes ».

Ce type d'annonce est très synthétique et les différents verbes employés délimitent les parties de votre exposé.

Le verbe « convient » peut être remplacé par les expressions verbales suivantes : « il s'agit », « il est important », « il paraît utile »…

Tout travail, tout opéra, tout roman a une fin, votre oral se doit aussi d'avoir une fin, en l'occurrence une conclusion.

Une conclusion

Selon le dictionnaire il s'agit « d'un arrangement, d'une terminaison, d'un dénouement ». Un rapide retour sur la gestion du temps vous indique que vous ne disposez que d'une petite minute pour conclure. Que pouvez-vous faire en si peu de temps ?

Boucler votre sujet, déboucher sur un phénomène élargi et montrer ainsi au jury que votre analyse vous a permis d'aborder un autre point. Un de mes anciens professeurs à Sciences Po parlait de conclusion « balai » et de conclusion « fenêtre ». La première reformule succinctement ce qui a été dit au cours de l'exposé, la seconde ouvre sur un thème plus large. La première a le mérite d'exister et d'éviter le « Voilà » final, si fréquent dans les concours... La seconde est plus appréciée, car témoignant d'un véritable raisonnement intellectuel. Le reste dépendra de votre gestion des 10 minutes, de votre inspiration face au sujet et de la maîtrise de la méthode.

Exemple

Sujet sur les violences conjugales.

- **Conclusion reformulation :** les violences conjugales sont un véritable problème sociétal contre lequel les autorités mènent un combat rude et sans concession à l'image des dernières campagnes de prévention.
- **Conclusion d'ouverture :** les violences conjugales sont une forme de violence dans la sphère privée laissant à penser qu'il n'y a plus de sanctuaires à l'abri de la violence, la famille, l'école, l'hôpital, tous à ce jour sont touchés par ce fléau.

Il suffit d'une phrase pour conclure et donner à votre prestation le côté achevé, abouti qui est attendu chez un candidat. Il est clair que l'absence de conclusion et d'introduction, d'ailleurs, ne vous vaudra pas un zéro, mais juste peut-être un petit point en moins sur la note globale, ce qui en soi n'est pas dramatique, mais vous devez à tout prix éviter de perdre des points ; vous visez l'entrée à l'école c'est-à-dire la note d'excellence, donc pas de gâchis.

Séquence 12.c : Thomas termine son exposé par une conclusion d'ouverture.

7

La feuille de brouillon

L'objet de ce chapitre est de vous accompagner au cours des 10 minutes de préparation, dans ce huis clos où vous serez seul comme dans les vestiaires avant une compétition.

Le dernier conseil concerne votre feuille de brouillon qui vous sera donnée par l'appariteur en charge de l'accueil en même temps que le sujet. Certaines écoles font choisir des sujets numérotés, d'autres vous remettent un sujet, dans tous les cas, vous n'avez pas le choix, ce dernier est imposé. Souvent c'est le même pour la demi-journée.

Attention

Deux types de sujets sont possibles : le texte ou le sujet « phrase ». Ils sont assez similaires, le texte évoque des faits, un phénomène, à vous de le commenter selon la consigne. Vous demanderez juste au jury si vous devez le lire avant d'entamer votre exposé. La phrase ou la question vous plonge directement dans le sujet.

Pour éviter les tentations d'écrire tout ce que vous voulez dire, je vous propose une astuce : pliez votre feuille en deux et contraignez-vous à n'écrire que d'un côté, vous serez assuré de ne pas tout rédiger, sauf l'introduction et la conclusion. Un peu scolaire peut-être à votre goût, mais c'est une garantie, une assurance tous risques contre les dérapages de dernière minute. Si vous rédigez votre exposé, vous n'aurez le temps que d'écrire 10 à 12 lignes maximum, vous sortirez anxieux à l'idée de

Le bruit, une nuisance pr la santé de l'homme.
Commentez.

Intro : le bruit est considéré comme une nuisance sonore aux effets néfastes sur la santé et au retentissement social avéré. Chacun a déjà souffert du bruit un jour ds sa vie, c'est une sensation le ⊕ souvent considérée c̄ désagréable. En effet c'est une agression pour l'oreille à partir de 50 décibels et intolérable à 80.
C'est pourquoi il convient d'analyser les effets du bruit sur la santé

1) Des effets sur la santé

- Bourdonnements, effets d'acouphène, perte d'audition
- Migraines
- Insomnies, augmentation de la fatigue
- Maladies somatiques : ulcères eczéma
- Dépression
- Risque d'automédication pr récupérer
- Maladies professionnelles si mesures de sécurité non respectées.

2) Des effets sur le comportement

- Irritabilité, nervosité, comportement agressif
- Désocialisation
- Difficultés de concentration : problèmes scolaires
- Violences et troubles de voisinage (faits divers chaque année où des personnes en tuent d'autres à cause du bruit)
- Facteurs aggravant les accidents

Conclusion : le bruit peut aussi être agréable, un plaisir pour l'oreille. Vente de CD "bruits des vagues, vents dans les feuilles... Création d'ambiance "sereine" ne pas avoir terminé, une fois assis vous lirez en moins d'une minute votre feuille et là un grand silence s'abattra dans la salle car le jury sera surpris de votre rapidité. De votre côté, vous serez dans une situation très inconfortable, car dans l'attente de toutes les questions qui vous seront posées pour évaluer votre capacité à analyser un thème. En effet, il faut bien dans ce cas que le jury se fasse une opinion.

Pour vous encourager à bien faire, reportez-vous à l'exemple de la feuille de brouillon ci-contre ».

Le sujet

Le bruit, une nuisance pour la santé de l'homme.
Commentez.

Reprenons chaque partie du brouillon pour la commenter.

Introduction : le bruit est considéré comme une nuisance sonore, aux effets néfastes sur la santé de l'homme et au retenti social certain. Chacun a déjà souffert du bruit, c'est une sensation considérée comme désagréable : une agression pour l'oreille à partir de 50 décibels et intolérable à 80 décibels…

C'est pourquoi il convient d'analyser les effets du bruit sur la santé.

Remarque

L'introduction est rédigée sur 3 ou 4 lignes, elle répond aux exigences de la forme : une qualification du sujet suivie d'une annonce de plan. Ces quelques mots vous permettront de maîtriser la première minute de l'entretien, en réduisant la tension, car vous les lirez.

Des effets sur la santé :

• bourdonnements d'oreille, acouphènes, perte d'audition ;

• migraines ;

• insomnies : le bruit peut empêcher de dormir et ainsi contribuer à la fatigue ;

• maladies somatiques : eczéma, ulcères… ;

• dépression ;

• risque d'automédication pour récupérer si temps de sommeil réduit ;

• maladies professionnelles si mesures de sécurité non respectées.

Des effets sur le comportement :

• irritabilité, nervosité, comportement agressif ;

• désocialisation et difficultés de concentration : problèmes scolaires ;

• violences et troubles de voisinage : faits divers de voisins qui tuent les fauteurs de bruits (quads, motos, ballons…) ;

• facteur aggravant d'accidents dus à la fatigue.

Remarque

Vos idées sont jetées sur la feuille sans être rédigées pour raison de gestion du temps. Pas question d'énumérer de façon mécanique cette liste… À vous de valoriser votre prestation en faisant des phrases construites.

Exemple

« Le premier effet du bruit porte sur l'audition, occasionnant une perte totale ou partielle après une exposition à un niveau sonore élevé et jugé agressif pour l'oreille. De même, des acouphènes, bourdonnements persistants et lancinants, affectent la qualité de vie de la personne. »

Conclusion : Le bruit peut aussi être agréable, source de plaisir pour l'oreille humaine comme le chant des oiseaux, le bruit des vagues, de la pluie et du vent. Ce bruit-là est synonyme de bien-être, de détente… Aujourd'hui on vend des CD de bruits dits agréables pour créer des ambiances zen au domicile, dans les salles d'attente et même dans des lieux publics.

Vous ne pouvez guère rédiger plus en 10 minutes : l'introduction et la conclusion sont rédigées, le développement ne l'est pas. Rappelez-vous : ne lisez pas vos notes comme on lit une liste de courses.

La cloche de la compétition va sonner bientôt, vous allez sortir du vestiaire pour pénétrer dans la salle d'examen.

Séquence 13 : Pour Magalie, le temps est venu de passer de l'écrit à l'oral.

Flash back

Revenons sur les images des séquences 11.

Trois candidats : Mélanie, Magalie, Thomas.

Deux approches différentes de la préparation :

- un entraînement avec des outils méthodologiques d'aide, car la formation n'étant qu'à mi-parcours, les candidats n'ont pas encore acquis la maîtrise de l'épreuve orale ;
- un concours blanc sans outil dans des conditions réelles de l'épreuve, la meilleure façon pour vous d'appréhender l'épreuve.

Un constat : les candidats ne semblent, en apparence, pas stressés. Il se dégage une atmosphère de concentration, à les regarder il est facile de penser qu'ils savent ce qu'ils ont à faire.

Regardez les images : le découpage du temps est respecté, les brouillons sont révélateurs :

- 1/2 page ;
- les idées après un temps de réflexion ;

- l'élaboration du plan ensuite ;
- l'introduction et la conclusion en dernier ;
- rien n'est rédigé.

Ce qui est intéressant pour vous c'est de vous identifier à ces parcours, d'écouter leurs paroles authentiques, spontanées, chacun exprimant ses difficultés et les solutions choisies.

Les techniques diffèrent : Magalie recense directement ses idées grâce à une cible qui lui sert de plan. La pratique peut être risquée, car le plan n'apparaît pas nettement, d'où le risque de rencontrer des difficultés pour dégager les idées directrices dans certains cas. En effet, la cible facilite l'énumération des idées mais pas la structure de l'exposé.

Mélanie et Thomas élaborent un plan très matérialisé en l'occurrence, ici, par deux colonnes, sans passer par le recensement des idées qu'ils font mentalement grâce à l'entraînement et l'acquisition des connaissances. Ce qui tend à démontrer que chaque élève s'approprie la technique qui lui convient, l'objectif étant de se sentir confortable et d'être efficace… rien d'autre.

Aspect pratique : la montre est bien en évidence.

Écoutez les commentaires : les deux candidates reconnaissent l'intérêt des outils pour gérer leur temps de préparation.

Mélanie : l'outil la guide tout au long des 10 minutes, elle s'entraîne et sollicite l'aide de ses frères et sœurs ; par ce côté familial sympathique, elle affiche ici son réel investissement personnel dans la préparation du concours. Le temps de la formation n'est pas suffisant pour réussir s'il n'est pas relayé par un travail personnel. Les outils lui apportent une aide particulièrement efficace dans la gestion du temps ; en effet, le découpage proposé canalise le temps de préparation. C'est une sécurité pour ne pas se laisser dépasser, l'introduction est facilitée par la fiche méthodologique et elle reconnaît être un peu juste pour la conclusion !

Avec ses mots Mélanie explique comment **elle s'est approprié la méthode**, elle dit d'abord réfléchir, puis « écrire n'importe quoi », se corrige pour dire « noter les idées essentielles, tout ce qui lui vient à l'esprit » et seulement après elle élabore son plan. Le côté structuré n'intervient qu'après le recensement des idées.

Un regard sur son plan et trois critères de satisfaction :

- il n'est pas rédigé ;
- il est simple ;
- le développement est fait avant l'introduction et la conclusion.

Le tout donne une impression de calme maîtrisé

Magalie : elle reconnaît passer très vite, voire zapper le temps de la réflexion, ne l'imitez pas tout de suite, elle est en fin de parcours de formation et est très préparée dans sa connaissance des sujets. Les outils l'aident à s'organiser, les 10 minutes étant pour elle un délai très serré. L'outil la canalise et la protège, pas de risque de dérapage.

Thomas : la préparation se fait sans aide car le candidat en fin de formation se met dans les conditions du concours. Il est très concentré, respecte bien le temps de la réflexion avant d'écrire le moindre mot, une sorte de garde-fou, pour lui, contre le hors sujet. Ensuite, il s'attelle au plan d'une manière très appliquée. Le plan lui permet d'argumenter et d'enchaîner ses idées sans temps mort, rendant sa prestation orale vivante.

Pourquoi visionner ces séquences ?

- Pour mettre des images sur une situation donnée (*cf.* p. 54).
- Pour appliquer la méthodologie.
- Pour vous entraîner à partir de ces images.

Rappelez-vous : l'entraînement ET la méthodologie sont les clés d'une réussite espérée et recherchée.

À votre tour maintenant :

- prenez un sujet fourni dans la liste en annexe ;
- réservez-vous 10 minutes ;
- installez-vous dans un endroit calme et propice à la réflexion ;
- munissez-vous des outils et d'une montre ;
- préparez le sujet.

À l'issue des 10 minutes, regardez ce que vous avez réussi à faire, exercez votre esprit critique en cherchant ce qui vous a gêné, freiné ou perturbé. Corrigez-le et recommencez sur un autre sujet jusqu'au moment où vous parviendrez à gérer ces 10 minutes de préparation. Le temps est précieux lors du concours, il peut être soit votre ennemi, soit votre allié… sachez l'optimiser !

Partie III

L'entretien

Cette partie est entièrement consacrée aux commentaires des entretiens filmés. Chaque point va être analysé pour vous aider à mieux comprendre ce que l'on attend de vous à l'oral. La grille d'évaluation utilisée fera, elle aussi, l'objet de remarques.

En procédant ainsi vous aurez suivi, depuis le début, l'ensemble des étapes menant à l'épreuve en elle-même avec son formalisme, son décor. Le choix de l'image sportive tout au long des pages de cet ouvrage s'inscrit dans cet esprit : un entraînement, un entraîneur, pour être prêt le jour J. Vous étiez sur le seuil de la porte avec votre sujet à la main, vous entrez...

Bref rappel de quelques règles élémentaires de bienséance :

- dire bonjour au jury en utilisant les civilités Madame ou Monsieur ;
- attendre d'être invité à s'asseoir ;
- se présenter en une phrase ;
- laisser le jury se présenter à son tour ;
- commencer l'oral quand vous y êtes convié.

Le reste est affaire personnelle, la tenue, l'allure générale, l'hygiène... Tout doit être de bon goût, discret et net. Vous devez vous sentir confortable et, par-dessus tout, vous-même.

8

Quels sont les critères d'évaluation ?

La grille d'évaluation

Chaque école crée sa propre grille de notation, toutefois les critères sont très similaires entre les instituts et il en est de même pour la ventilation de la note.

• La présentation de l'exposé, à partir d'un thème relevant du domaine sanitaire et social, et les réponses aux questions sont notées sur 15 points, elles visent à tester les capacités d'argumentation et d'expression orale du candidat ainsi que ses aptitudes à suivre la formation.

• La discussion avec le jury, sur la connaissance du métier et l'intérêt du candidat pour la profession d'aide-soignant, est notée sur 5 points et destinée à évaluer la motivation du candidat.

Le premier commentaire qui vient à l'esprit est le suivant : la motivation ne fait pas tout, les capacités intellectuelles sont privilégiées. Certains peuvent déplorer cette priorité donnée à l'exposé, mais cela s'explique par la recherche d'un degré d'exigence chez les futurs étudiants, les études sont difficiles, les connaissances à retenir et à maîtriser sont importantes, à l'image du module 2, et l'oral est présent dans la soutenance du mémoire du module 5. Il ne s'agit pas de leurrer les candidats en les intégrant en école sans qu'ils aient la possibilité de suivre le cursus entier sans échec.

Les rattrapages existent mais sont limités à un seul par module. Voilà brièvement résumées les raisons de ce choix de notation. Enfin, le métier est difficile et suppose des capacités d'analyse, de synthèse comme lors des démarches de soin, d'où des exigences accrues. Donc, pas d'erreur d'appréciation : il vous faut être bon partout.

Voici un exemple de grille d'évaluation, elle a servi à noter les deux candidats présentés dans le DVD.

	Très bien	Bien	A. bien	Insuf.	T/insuf.
Aptitudes à communiquer : 3 pts Comportement adapté à la situation d'entretien : 1pt Aisance, gestuelle, regard : 0,5 pt Langage soutenu, élocution, ton, débit : 0,5pt Écoute attentive : 1 pt					
Aptitudes intellectuelles : 12 pts Compréhension du sujet : 2 pts Organisation de la pensée : plan structuré : 2 pts Cohérence et pertinence de l'argumentation : 3 pts Connaissances et qualité des réponses : 3 pts Sens critique et capacité à se recentrer : 2 pts					
Aptitudes à entrer en formation : 5 pts Motivations explicites, cohérentes, convaincantes : 2 pts Connaissance exacte et élargie de la fonction et de la formation : 1 pt Ouverture d'esprit, dynamisme : 0,5 pt Réalisme par rapport aux exigences professionnelles : 1 pt Capacité à évoluer : 0,5 pt					

Le candidat vous semble-t-il bien prêt à suivre la formation ?
oui ☐ non ☐

Appréciation générale :
Date : Note sur 20 :

Nous pouvons relever trois parties dans la grille :
- les aptitudes à communiquer ;
- les aptitudes intellectuelles ;
- les aptitudes à entrer en formation.

Vous constatez que ces aptitudes correspondent à l'entraînement que vous avez suivi : l'art de s'exprimer, l'art d'analyser et la projection dans le métier.

Les aptitudes à communiquer

Que recherche le jury ?

- Une qualité d'expression, un vocabulaire adapté au concours, un ton dynamique, des phrases structurées et complètes.
- Une communication non verbale pertinente, un rythme au cours de l'exposé, un regard franc et direct.
- Une attitude générale positive, une écoute du jury, la capacité à se décentrer, à se réorienter, à prendre du recul, à reconnaître ne pas savoir ou s'être trompé.

Cette partie-là correspond en quelque sorte à la forme de l'oral, elle donne déjà un aperçu de la personne. Certains candidats dégagent une énergie, un courant de sympathie naturelle, un charisme si le mot n'est pas trop fort, ce qu'on pourrait nommer un capital humain qu'il est facile d'imaginer dans le métier. Parfois le jury projette déjà le candidat dans le rôle d'élève, puis d'aide-soignant, il est honnête de dire que l'on aimerait en croiser certains en service et pas d'autres, sans préjuger de leurs capacités. Chut, les jurys sont aussi des humains, n'en doutez jamais !

Les aptitudes intellectuelles

Que recherche le jury ?

Il ne s'agit ni d'un oral technique ni d'un oral de connaissances, rappelez-vous-en. Cependant des critères ont été fixés et le jury recherche :
- une compréhension du sujet et de ses différentes composantes ;
- une présentation structurée, claire, articulée autour d'un plan adapté ;

- une capacité d'analyse et d'argumentation ;
- des connaissances pertinentes, actuelles, adaptées ;
- un intérêt confirmé pour l'environnement sanitaire et social.

Les aptitudes à entrer en formation

Que recherche le jury ?

Cette partie correspond à la partie 1 :

- la connaissance pratique et théorique que vous avez du métier ;
- le sens des réalités, les avantages et inconvénients de la profession ;
- le déroulement des études et des stages ;
- le projet professionnel abouti.

Telles sont les remarques que l'on peut faire sur les items de la grille.

Décryptage des séquences du DVD

Comment procéder ?

Chaque candidat a obtenu une note donnée par le jury comme lors d'un vrai concours.

La note va être commentée. Le bon et le moins bon seront passés au crible.

Important

Tous ces candidats sont de vrais candidats. Vous connaîtrez leurs résultats à la fin du livre, tous ont été volontaires, certains ont vu là un moyen de s'entraîner d'une autre façon, de se donner confiance, d'autres ont voulu témoigner de leurs progrès, de l'aide que donne une méthodologie. Qu'importe leurs motivations, ils sont comme vous, vous êtes comme eux. Ce qu'ils disent, vous pourrez le dire bientôt, qu'il s'agisse des craintes, des envies, des atouts.

Analyse de deux entretiens

L'entretien de Thomas

Séquence 14.a : Quinze secondes d'entrée en matière.

Séquence 14.b : Exposé de Thomas.

Séquence 14.c : Discussion entre le candidat et le jury.

Séquence 14.d : Thomas expose ses motivations.

→ Fiche de commentaires de l'oral de Thomas

Vingt minutes devant un jury : voilà ce que vous venez de visionner, un oral complet pour la première fois dans un ouvrage de préparation au concours d'aide-soignant. Vous êtes le témoin privilégié de cet instant, d'autant plus que vous avez suivi Thomas depuis le moment où il a pris connaissance du sujet jusqu'à son dernier mot quand il s'est levé après l'entretien…

Alors, surmontable ou non, cette épreuve ?

Oui… Voir ne suffit pas, c'est pourquoi vous trouverez ci-après (p. 98) une fiche de commentaires de la prestation de Thomas.

Un mot du sujet

Les jeux vidéo peuvent créer une certaine dépendance chez les enfants. Une étude réalisée en 1998 à l'université Simon Fraser démontre qu'un adolescent sur quatre jouant à des jeux vidéo ressent une forme de dépendance à ceux-ci et qu'il est troublé par son manque de contrôle sur son comportement.

Le sujet	Les motivations
Les plus	
• La maîtrise de la méthodologie : plan structuré, argumenté, non rédigé, le candidat s'en détache très vite • Une élocution naturelle, des mots simples et efficaces, un ton vif • Une communication non verbale adaptée • Des connaissances adaptées • La capacité à écouter • La réactivité aux questions du jury	• Bon déroulement du parcours • Des initiatives personnelles pour mieux connaître le métier • Une réflexion et un recul sur la fonction • L'envie d'apprendre et d'évoluer • La maîtrise d'un vocabulaire déjà professionnel • La projection dans le métier
Les moins	
• Les références aux marques • L'insuffisance relative d'explications sur la santé • La masculinisation du sujet • Le fait de ne pas avoir vu le côté positif des jeux pour certaines personnes	• En fait il y en a fort peu : le côté « humain » pour le métier… tout le monde est humain donc le terme approprié aurait été plutôt humaniste mais c'est un détail minime • Une légère maladresse sur les « gros bras »
L'appréciation générale	
• Un sujet bien maîtrisé, un candidat vif, coopératif, agréable • Une appréciation très positive	• Un parcours très intéressant, une maturité et un équilibre très appréciables dans le futur métier • L'ensemble des deux parties s'équilibrent très bien, à la fois un candidat ouvert sur son environnement et un candidat responsable et investi dans son futur métier • Le côté reconversion a été réfléchi et travaillé

Certains parents dont les enfants s'immergent totalement dans la réalité alternative des jeux de rôles sont préoccupés par la popularité des jeux video à utilisateurs multiples. On estime à 3,5 millions le nombre de personnes qui se connectent chaque jour sur la planète pour jouer à ces jeux. EverQuest fait partie des plus populaires : 350 000 adeptes dans le monde entier qui passent en moyenne 20 heures par semaine à y jouer. (Source : Inside.com, 2001.).

Quelles réflexions cela vous inspire-t-il en tant que futur professionnel de santé ?

Les jeux vidéo et la notion de dépendance : il s'agit d'un thème récent qui est peut-être aussi un sujet d'écrit. Il suppose à la fois de la connaissance et un suivi de l'actualité ; en effet, de nombreux hebdomadaires et émissions de télévision ont abordé cet aspect au cours des deux dernières années.

Un mot de l'ensemble

Un oral de grande qualité sans temps mort, mené de façon dynamique avec une part de stress au départ, plutôt plaisant à entendre tant pour l'exposé que pour les motivations. Vous avez entendu la note si vous avez déjà écouté les délibérations du sujet : 19/20...C'est une note d'excellence...pour la petite histoire Thomas a eu 20/20 lors de son oral à l'école des Diaconesses. C'est donc faisable et à votre portée. Suivez les commentaires de l'entraîneur.

La délibération du jury

Dans le cas de Thomas, la délibération est courte car c'est un candidat de grande qualité et il ne fait aucun doute que sa place est dans une école d'aide-soignant. Les membres du jury échangent leurs points de vue selon leur sensibilité, ils doivent arriver à un accord quelle que soit la décision. L'exposé et les motivations doivent présenter une certaine continuité révélant la personnalité du candidat, son investissement dans le domaine de la santé, sa volonté à exercer le métier, son sens des réalités. La discussion est nourrie dans certains cas, car il ne s'agit pas de se tromper en retenant un candidat qui ne se sentirait pas à l'aise pendant les études, se trouverait en difficulté lors des stages... la grille de notation est le reflet de ces échanges, elle est co-signée par le jury.

Séquence 16.a : Première évaluation d'ensemble de l'entretien de Thomas avant la notation.

Séquence 16.b : Le jury confronte son évaluation et note selon les critères définis dans la grille.

L'entretien de Magdaline

Séquence 15.a : Magdaline se présente et fait son exposé.

Séquence 15.b : Discussion entre Magdaline et les deux membres du jury.

Séquence 15.c : Magdaline expose ses motivations.

→ Fiche de commentaires de l'oral de Magdaline

Un mot du sujet

Les téléphones mobiles ressemblent de plus en plus à des couteaux suisses des technologies. Autrement dit, un portable renferme de nombreuses fonctions, activées selon les besoins de l'utilisateur. Cette course à l'échalote d'applications supplémentaires a débuté au début des années 2000, lorsque le téléphone mobile est devenu un outil majeur de l'électronique grand public. À présent, plus d'un milliard d'appareils se vendent chaque année, contre seulement quelques dizaines de millions au début des années 1990. Que pensez-vous de cet engouement pour le téléphone portable ?

Le sujet est aujourd'hui classique et s'enrichit régulièrement par des enquêtes santé et autres dispositions réglementaires. Il ne présente pas de difficulté particulière, juste une approche élargie à tous les domaines social, économique, sanitaire, citoyen, et une analyse critique.

Le sujet	Les motivations
Les plus	
• La maîtrise de la méthodologie : un plan annoncé et respecté • Un temps de parole satisfaisant • Une bonne connaissance de l'actualité qui montre une réelle motivation pour l'environnement : exemples des violences conjugales et du droit à la déconnexion • Une grande réactivité aux questions du jury • Un naturel plaisant	• Un parcours volontaire et motivé • Une réorientation préparée avec sérieux • Une expérience dans le domaine • Une vision réaliste du métier et du travail en équipe • Une bonne connaissance des études
Les moins	
• Un niveau de langage relâché et assez pauvre : emploi fréquent des mots « ils, trucs, on. » • Une approximation sur certains points : les téléphones et les personnes âgées, et dans la vie quotidienne • Un manque de pertinence pour les problèmes de santé • Une argumentation légèrement défaillante	• L'aspect « être utile » un peu maladroit • Une vision trop centrée sur les personnes âgées • Le côté courageux perçu côté des proches et non du patient • L'idée reçue sur les référents des instituts de formation
L'appréciation générale	
• Positive, agréable, de la réactivité, mais un léger manque d'argumentation doublé d'un vocabulaire et d'une syntaxe perfectibles	• Une candidate motivée et très renseignée pour son âge • Une maturité intéressante et sympathique

Un mot de l'ensemble

Un oral de bonne tenue, plaisant, assez dynamique, mais pour lequel le jury reste un peu sur sa faim, si vous me pardonnez l'expression. En effet, Magdaline fait preuve d'une connaissance très précise de l'actualité à plusieurs reprises, mais elle ne va au bout de son argumentation et n'approfondit pas assez. La note est très convenable, 15/20, mais pas assez élevée pour espérer figurer sur une liste principale. Rien de décourageant à cela, juste un peu d'entraînement à poursuivre pour un meilleur résultat.

La délibération du jury

Une candidate sympathique, jeune, réactive, dynamique, avec une réelle motivation affichée. Le jury a pénalisé le manque d'approfondissement, en particulier l'insuffisance de références aux problèmes de santé. La note peut vous sembler sévère, mais depuis les premières pages de cet ouvrage il vous a été dit que l'excellence était attendue au concours pour figurer sur la liste principale. Magdaline doit progresser encore un peu pour atteindre ce niveau.

Séquence 17 : Évaluation et notation de l'entretien de Magdaline par le jury.

Partie IV

L'après-concours

L'oral est maintenant passé, difficile d'avoir un avis objectif ! Vous pensez avoir été mauvais ? Bon ? Très bon ?... Pas de pronostic s'il vous plaît...

Comment pouvoir s'évaluer à un demi-point près ? Comment apprécier la qualité de votre prestation sans repère ? Ce n'est pas parce que vous n'avez pas su répondre à une ou deux questions que les jeux sont faits. Rappelez-vous, ce n'est pas un oral technique de connaissances, mais un entretien. Il vous manque un détail par-dessus tout : les autres candidats. Ce sont eux qui seront déterminants dans votre réussite ou non, ce sont eux aussi qui feront que votre nom figurera sur la liste principale ou sur la liste complémentaire, et parfois à 0,25 point près. Là est le côté cruel du concours.

En attendant les résultats, sachez vous occuper utilement. Il ne s'agit pas ici de vous entraîner mais de vous conseiller sur quelques attitudes à avoir.

9

Vous avez passé plusieurs oraux

Dans ce cas, commencez à réfléchir en cas de réussite totale au choix que vous aurez à faire. Quel institut allez-vous choisir ? Quels seront vos critères ? Petit rappel : les éléments à prendre en compte sont :
- **la proximité de l'institut et des lieux de stage, six au total et en différents lieux ;**
- **le coût de la scolarité : payante ou gratuite hormis les frais d'inscription ;**
- **la réputation de l'école ;**
- **la taille de la promotion ;**
- **l'ultime question : où allez-vous vous sentir bien ?**

Profitez de ce temps d'attente pour vous rendre à des forums de discussion et parlez avec des élèves de différentes écoles pour récolter des informations qui pourront vous être utiles à l'occasion de votre choix. Vous pouvez, si vous disposez du temps suffisant, faire le trajet en voiture ou en transports en commun et évaluer le temps et la distance.

Gardez l'esprit concours

Garder l'esprit concours c'est se renseigner d'ores et déjà sur les prochains concours de septembre ou de mars selon la date. Établissez un calendrier des futures épreuves et continuez à travailler, à garder un œil sur l'actualité sanitaire et sociale. En un mot, ne relâchez pas la pression, il faut parfois deux concours pour réussir, c'est une question de travail, de chance aussi. Dès la fin des épreuves les IFAS affichent déjà les dates de leurs prochains concours.

Finalisez votre financement

Si vous devez obtenir un financement d'une collectivité territoriale ou d'un organisme public, ayez le dossier prêt, les documents nécessaires, soyez, en un mot, prêt à foncer pour la plus grande efficacité. Il faut faire diligence à la parution des résultats pour valider son inscription, 48 heures en général pendant lesquelles il vous sera demandé de régler les frais d'inscription. L'école, en procédant de la sorte, est certaine d'avoir une promotion complète au plus vite, les formateurs ont aussi besoin de vacances avant la rentrée, en tout cas pour les concours du printemps !

Le savez-vous ?

Si vous êtes sur liste complémentaire, cela ne veut pas dire que vous avez échoué mais que vous n'êtes pas retenu pour l'instant. Parfois certains élèves sont appelés quelques jours avant la rentrée pour rallier la promotion. Bonne nouvelle !! Mais vous pouvez faire mieux…

Comment ? En anticipant.

Certaines écoles, pour des raisons qu'il ne nous appartient pas d'analyser, n'affichent pas complet tout de suite. Si, et seulement si, vous n'avez pas échoué dans ces instituts-là, prenez votre téléphone ou votre plume – ou les deux – pour faire le tour des instituts et proposer votre candidature, car vous avez le bénéfice du concours en étant sur la liste complémentaire. Dans l'hypothèse où toutes les places ne sont pas pourvues, votre chance est peut-être là…

Dans ce cas déplacez-vous avec la photocopie de votre relevé de notes et faites acte de candidature pour intégrer l'école. Plus vos notes sont bonnes, mieux vous serez accueilli et ainsi aurez-vous peut-être la chance d'être retenu... Ce n'est pas une réussite au rabais, loin de là. Trop peu de candidats sont au courant de cette procédure et hélas beaucoup perdent réellement le bénéfice de leur concours en choisissant une position d'attente.

Enfin, c'est arrivé, vous avez réussi, votre nom est là en haut à droite, pas d'erreur. Vous êtes sur la liste principale, le souffle vous manque et la joie vous submerge.

Bravo, mille fois bravo à vous, l'effort et le travail ont été payants. **Vous allez devenir aide-soignant...**

Au cours des 10 mois de formation qui vont suivre, l'équipe pédagogique va exiger beaucoup de vous. Du travail, de la présence, de l'attention, de l'écoute, de la souplesse. Les modules sont difficiles, les évaluations se succèdent à un rythme soutenu. Vous aurez sans doute encore un oral de communication à passer dans le cadre du module 5. Les stages s'enchaînent, les mises en situation professionnelle au nombre de 2 sont des moments importants qui valident vos compétences. Si, par quelque hasard, le stress venait à s'emparer de vous, reportez-vous aux pages précédentes. Ce qui vaut pour un oral vaut pour tous les oraux.

Conclusion

L'objectif est de vous donner des nouvelles des candidats que vous avez suivis tout au long des pages de cet ouvrage.

L'heure est au verdict :

- **Magalie :** reçue à l'IFAS de la Croix-Rouge avec la note de 19/20 à l'épreuve orale, et sur la liste complémentaire aux Diaconesses avec 16/20 ;
- **Mélanie :** reçue à l'IFAS des Diaconesses avec 18/20 et au Greta tertiaire de Champigny avec 18,5/20, elle intégrera l'IFSI des Diaconesses en septembre ;

- **Amandine** : reçue aux Diaconesses et à la Croix-Rouge avec 19/20 ;
- **Thomas** : reçu à l'école des Diaconesses avec la note de 20/20 ;
- **Magdaline** n'a pas été admissible à l'oral, elle ne se décourage pas et s'inscrira aux concours de septembre.

Quant aux marcheuses… **Assiata** est admise au concours et **Élodie** passera les concours en septembre pour des raisons personnelles.

Bonne chance à toutes et à tous.

Annexes

Arrêté du 22 octobre 2005 relatif à la formation conduisant au diplôme d'État d'aide-soignant (extraits[1])

Le ministre de la santé et des solidarités,

Vu le Code de la santé publique, et notamment son article R. 4311-4 et ses articles R. 4383-2 à R. 4383-8 ;

Vu le décret n° 2002-410 du 26 mars 2002 portant création du diplôme d'État d'auxiliaire de vie sociale ;

Vu le décret n° 2002-615 du 26 avril 2002 pris pour application de l'article L. 900-1 du Code du travail et des articles L. 335-5 et L. 335-6 du Code de l'éducation relatif à la validation des acquis de l'expérience pour la délivrance d'une certification professionnelle ;

Vu l'arrêté du 22 juillet 1994 modifié relatif au diplôme d'État d'aide-soignant et au diplôme d'État d'auxiliaire de puériculture ;

Vu l'arrêté du 26 avril 1999 fixant les conditions d'immunisation visées à l'article L. 10 du Code de la santé publique ;

Vu l'arrêté du 6 septembre 2001 modifié relatif à l'évaluation continue des connaissances et des aptitudes conduisant au diplôme d'État d'infirmier ;

1 Retrouvez le texte complet sur : http://www.legifrance.gouv.fr/affichTexte.do?cidTexte=JORFTEXT000000449527

Vu l'arrêté du 26 mars 2002 relatif au diplôme d'État d'auxiliaire de vie sociale ;

Vu l'arrêté du 10 septembre 2004 portant définition et fixant les conditions de délivrance de la mention complémentaire aide à domicile ;

Vu l'arrêté du 25 janvier 2005 relatif aux modalités d'organisation de la validation des acquis de l'expérience pour l'obtention du diplôme d'État d'aide-soignant ;

Vu l'avis de la commission des infirmiers du Conseil supérieur des professions paramédicales.

Article 1. Le diplôme d'État d'aide-soignant atteste les compétences requises pour exercer les activités du métier d'aide-soignant telles qu'elles sont définies dans l'annexe IV de l'arrêté du 25 janvier 2005 susvisé.

Il est délivré aux personnes ayant suivi, sauf dispense partielle dans les cas prévus par le présent arrêté, la totalité de la formation conduisant à ce diplôme et réussi les épreuves de certification ou aux personnes ayant validé les acquis de leur expérience professionnelle en vue de son obtention.

Titre Ier : Conditions d'accès à la formation

Article 2. L'admission en formation conduisant au diplôme d'État d'aide-soignant, sauf pour les candidats relevant des articles 18 et 19 du présent arrêté et pour ceux relevant de l'arrêté du 25 janvier 2005 susvisé, est subordonnée à la réussite à des épreuves de sélection. Ces épreuves sont organisées, sous le contrôle du directeur général de l'agence régionale de santé, par les instituts de formation autorisés pour dispenser cette formation. Ceux-ci ont la possibilité de se regrouper au niveau départemental ou régional en vue d'organiser en commun les épreuves.

Article 3. Les instituts de formation doivent informer les candidats de la date d'affichage des résultats définitifs ainsi que du nombre de places fixé pour les épreuves de sélection, au moment de leur inscription.

Article 4. Pour être admis à suivre les études conduisant au diplôme d'État d'aide-soignant, les candidats doivent être âgés de dix-sept ans au moins à la date de leur entrée en formation ; aucune dispense d'âge n'est accordée et il n'est pas prévu d'âge limite supérieur.

Article 5. Les épreuves de sélection comprennent une épreuve écrite d'admissibilité et une épreuve orale d'admission.

Article 6. Sont dispensés de l'épreuve écrite d'admissibilité :

1° Les candidats titulaires d'un titre ou diplôme homologué au minimum au niveau IV ou enregistré à ce niveau au Répertoire national de certification professionnelle, délivré dans le système de formation initiale ou continue français ;

2° Les candidats titulaires d'un titre ou diplôme du secteur sanitaire ou social homologué au minimum au niveau V, délivré dans le système de formation initiale ou continue français ;

3° Les candidats titulaires d'un titre ou diplôme étranger leur permettant d'accéder directement à des études universitaires dans le pays où il a été obtenu ;

4° Les étudiants ayant suivi une première année d'études conduisant au diplôme d'État d'infirmier et n'ayant pas été admis en deuxième année.

Article 7. Aucune condition de diplôme n'est requise pour se présenter à l'épreuve écrite d'admissibilité. Cette épreuve anonyme, d'une durée de deux heures, est notée sur 20 points. Elle est évaluée par des infirmiers, formateurs permanents dans un institut de formation d'aides-soignants ou par des personnes qualifiées.

Elle se décompose en deux parties :

a) À partir d'un texte de culture générale d'une page maximum et portant sur un sujet d'actualité d'ordre sanitaire et social, le candidat doit :

- dégager les idées principales du texte ;
- commenter les aspects essentiels du sujet traité sur la base de deux questions au maximum.

Cette partie est notée sur 12 points et a pour objet d'évaluer les capacités de compréhension et d'expression écrite du candidat.

b) Une série de dix questions à réponse courte :

- cinq questions portant sur des notions élémentaires de biologie humaine ;
- trois questions portant sur les quatre opérations numériques de base ;
- deux questions d'exercices mathématiques de conversion.

Cette partie a pour objet de tester les connaissances du candidat dans le domaine de la biologie humaine ainsi que ses aptitudes numériques. Elle est notée sur 8 points.

Article 8. Les membres du jury d'admissibilité sont nommés par le directeur de l'institut de formation. Le jury d'admissibilité est composé d'au moins 10 % de l'ensemble des correcteurs. Il est présidé :

a) En cas d'absence de regroupement entre instituts, par le directeur de l'institut de formation ;

b) En cas de regroupement de tout ou partie des instituts d'un même département, par un directeur d'institut de formation désigné par le directeur général de l'Agence régionale de santé ;

c) En cas de regroupement d'instituts de départements différents, par le directeur d'institut de formation désigné par le directeur général de l'Agence régionale de santé de la région dont la capacité d'accueil de l'ensemble des instituts concernés par le regroupement est la plus importante ou son représentant ;

d) En cas de regroupement de tous les instituts d'une même région, par le directeur d'institut désigné par le directeur général de l'Agence régionale de santé.

En cas de regroupement des instituts de formation en vue de l'organisation des épreuves, le jury comprend au moins un représentant de chacun des instituts pour lesquels des épreuves sont organisées.

Les candidats ayant obtenu une note supérieure ou égale à 10 sur 20 sont déclarés admissibles.

Article 9. L'épreuve orale d'admission, notée sur 20 points, est évaluée par :

• un directeur d'Institut de formation d'aides-soignants ou d'un Institut de formation en soins infirmiers ou un infirmier, formateur permanent dans un Institut de formation d'aides-soignants ou dans un Institut de formation en soins infirmiers ;

• un infirmier exerçant des fonctions d'encadrement ou un infirmier ayant une expérience minimum de trois ans en exercice dans un service ou une structure accueillant des élèves aides-soignants en stage ;

Elle se divise en deux parties et consiste en un entretien de vingt minutes maximum avec deux membres du jury, précédé de dix minutes de préparation :

a) Présentation d'un exposé à partir d'un thème relevant du domaine sanitaire et social et réponse à des questions. Cette partie, notée sur 5 points, vise à tester les capacités d'argumentation et d'expression orale du candidat ainsi que ses aptitudes à suivre la formation ;

b) Discussion avec le jury sur la connaissance et l'intérêt du candidat pour la profession d'aide-soignant. Cette partie, notée sur 5 points, est destinée à évaluer la motivation du candidat.

Une note inférieure à 10 sur 20 à cette épreuve est éliminatoire.

Article 10. Les membres du jury d'admission sont nommés par le directeur de l'institut de formation. Le jury de l'épreuve d'admission est composé d'au moins 10 % de l'ensemble des évaluateurs. Il est présidé :

a) En cas d'absence de regroupement entre instituts, par le directeur de l'institut de formation ;

b) En cas de regroupement de tout ou partie des instituts d'un même département, par un directeur d'institut de formation désigné par le directeur général de l'Agence régionale de santé ;

c) En cas de regroupement d'instituts de départements différents, par le directeur d'institut de formation désigné par le directeur général de l'Agence régionale de santé de la région dont la capacité d'accueil de l'ensemble des instituts concernés par le regroupement est la plus importante ou son représentant ;

d) En cas de regroupement de tous les instituts d'une même région, par le directeur d'institut désigné par le directeur général de l'Agence régionale de santé.

En cas de regroupement des instituts de formation en vue de l'organisation des épreuves, le jury comprend au moins un représentant de chacun des instituts pour lesquels des épreuves sont organisées.

Article 10 bis. À l'issue de l'épreuve orale d'admission et au vu de la note obtenue à cette épreuve, le jury établit la liste de classement. Cette liste comprend une liste principale et une liste complémentaire.

En cas d'égalité de points entre deux ou plusieurs candidats, l'admission est déclarée dans l'ordre de priorité suivant :

a) au(x) candidat(s) ayant bénéficié d'une dispense de l'épreuve écrite d'admissibilité ;

b) au(x) candidat(s) ayant obtenu la note la plus élevée à l'épreuve d'admissibilité, dans le cas où aucun des candidats à départager n'a été dispensé de cette épreuve ;

c) au candidat le plus âgé, dans le cas où les conditions définies aux a et b n'ont pu départager les candidats.

Lorsque, dans un institut ou un groupe d'instituts, la liste complémentaire établie à l'issue des épreuves de sélection n'a pas permis de pourvoir l'ensemble des places offertes, le directeur ou les directeurs des instituts concernés peuvent faire appel à des candidats inscrits sur la liste complémentaire d'autres instituts, restés sans affectation à l'issue de la procédure d'admission dans ceux-ci. Ces candidats sont admis dans les instituts dans la limite des places disponibles. Parmi les candidatures reçues par un institut, la priorité est accordée à celles émanant de candidats ayant satisfait aux épreuves de sélection dans le département ou la région, en fonction du choix opéré pour l'organisation du concours.

Article 11. Les résultats des épreuves de sélection sont affichés au siège de chaque institut de formation concerné, dans un lieu accessible à toute heure à la consultation. Tous les candidats sont personnellement informés par écrit de leurs résultats. Si dans les dix jours suivant l'affichage, un candidat classé sur la liste principale ou sur la liste complémentaire n'a pas confirmé par écrit son souhait d'entrer en formation, il est présumé avoir renoncé à son admission ou à son classement sur la liste complémentaire et sa place est proposée au candidat inscrit en rang utile sur cette dernière liste.

En cas d'organisation départementale ou régionale, les candidats choisissent leur institut d'affectation en fonction de leur rang de classement et des vœux qu'ils ont exprimés, soit lors de leur inscription aux épreuves, soit à l'issue des résultats.

La liste des affectations est transmise par le directeur de chaque institut au directeur général de l'Agence régionale de santé, au plus tard un mois après la date de la rentrée.

Article 12. Les résultats des épreuves de sélection ne sont valables que pour la rentrée au titre de laquelle elles ont été organisées. Cependant, un report d'admission d'un an, renouvelable une seule fois, est accordé de droit par le directeur de l'institut, en cas de congé de maternité, de rejet d'une demande de mise en disponibilité ou pour garde de son enfant ou d'un de ses enfants, âgé de moins de quatre ans. Un report d'admission d'un an, renouvelable deux fois, est accordé de droit par le directeur de l'institut, en cas de rejet du bénéfice de la promotion professionnelle ou sociale ou de rejet d'une demande de congé individuel de formation ou de congé de formation professionnelle.

En outre, en cas de maladie, d'accident, ou si le candidat apporte la preuve de tout autre événement grave lui interdisant d'entreprendre ses études au titre de l'année en cours, un report peut être accordé par le directeur de l'institut.

Toute personne ayant bénéficié d'un report d'admission doit confirmer son intention de reprendre sa scolarité à la rentrée suivante, au plus tard trois mois avant la date de cette rentrée.

Le report est valable pour l'institut dans laquelle le candidat avait été précédemment admis.

L'application des dispositions du présent article ne peut donner lieu à un report de scolarité d'une durée supérieure à trois ans.

Article 12 bis. Dans chaque institut de formation, les candidats aux épreuves d'admission présentant un handicap peuvent déposer une demande d'aménagement des épreuves. Ils adressent leur demande à l'un des médecins désignés par la commission des droits et de l'autonomie des personnes handicapées et en informent les instituts de formation.

Le directeur de l'institut met en œuvre les mesures d'aménagement préconisées.

Article 13. L'admission définitive dans un Institut de formation d'aides-soignants est subordonnée :

1° à la production, au plus tard le premier jour de la rentrée, d'un certificat médical par un médecin agréé attestant que le candidat ne présente pas de contre-indication physique et psychologique à l'exercice de la profession ;

2° à la production, au plus tard le jour de la première entrée en stage, d'un certificat médical de vaccinations conforme à la réglementation en vigueur fixant les conditions d'immunisation des professionnels de santé en France.

Article 14. Par dérogation aux articles 4 à 11 du présent arrêté, peuvent être admis à suivre la formation conduisant au diplôme d'État d'aide-soignant les agents des services hospitaliers qualifiés de la fonction publique hospitalière réunissant au moins trois ans de fonctions en cette qualité et sélectionnés selon les modalités prévues par leur statut ;

leur nombre ne doit toutefois pas excéder 80 % du nombre total d'élèves suivant la totalité de la formation.

Titre II : Contenu et organisation pédagogique de la formation

Article 15. La formation conduisant au diplôme d'État d'aide-soignant comporte 1 435 heures d'enseignement théorique et clinique, en institut et en stage. Elle est organisée conformément au référentiel de formation joint en annexes I et II (non reproduit) du présent arrêté.

L'enseignement en institut comprend huit modules, dispensés sous forme de cours magistraux, de travaux dirigés, de travaux de groupe et de séances d'apprentissages pratiques et gestuels.

L'enseignement en stage est réalisé en milieu professionnel, que ce soit dans le secteur sanitaire, social ou médico-social, en établissement ou à domicile, et comprend six stages.

La formation comprend huit unités de formation correspondant aux huit unités de compétences définies à l'annexe V de l'arrêté du 25 janvier 2005 susvisé. Les unités de formation 1 à 6 sont constituées d'un module d'enseignement en institut et d'une période d'enseignement en stage, tels que défini dans le référentiel figurant en annexe I du présent arrêté. Les unités de formation 7 et 8 ne comprennent qu'un module d'enseignement en institut.

Article 16. La rentrée dans les instituts de formation a lieu la première semaine du mois de septembre. Cependant, après accord du directeur général de l'Agence régionale de santé, un institut peut, à titre dérogatoire, en fonction des besoins de santé recensés au niveau local, effectuer une rentrée la première semaine du mois de janvier. Un même institut de formation peut organiser à la fois une rentrée en septembre et une rentrée en janvier.

Article 17. La formation conduisant au diplôme d'État d'aide-soignant peut, à l'initiative de l'institut, être suivie de façon discontinue, sur une période ne pouvant excéder deux ans. Dans ce cas, les modalités d'organisation de la scolarité sont déterminées par le directeur de l'institut après avis du conseil technique.

Article 18.

1. Les personnes titulaires du diplôme d'État d'auxiliaire de puériculture qui souhaitent obtenir le diplôme d'État d'aide-soignant sont dispensées des unités de formation 2, 4, 5, 6, 7 et 8 ainsi que des épreuves de sélection prévues à l'article 5 du présent arrêté. Elles doivent suivre les unités de formation 1 et 3. Tous les stages se déroulent auprès d'adultes, dont un au moins auprès de personnes âgées.

2. Les personnes titulaires du diplôme d'État d'ambulancier qui souhaitent obtenir le diplôme d'État d'aide-soignant sont dispensées des unités de formation 2, 4, 5 et 7 ainsi que des épreuves de sélection prévues à l'article 5 du présent arrêté. Elles doivent suivre les unités de formation 1, 3, 6 et 8. Tous les stages se déroulent auprès d'adultes, dont un au moins auprès de personnes âgées.

Article 19.

1. Les personnes titulaires du diplôme d'État d'auxiliaire de vie sociale ou de la mention complémentaire aide à domicile, qui souhaitent obtenir le diplôme d'État d'aide-soignant, sont dispensées des unités de formation 1, 4, 5 et 7 ainsi que des épreuves de sélection prévues à l'article 5 du présent arrêté. Elles doivent suivre les unités de formation 2, 3, 6 et 8. Les stages sont réalisés en milieu professionnel, que ce soit dans le secteur sanitaire, social ou médico-social, en établissement ou à domicile. Dans le cadre de l'unité de formation 3, quatre semaines de stages minimum se déroulent dans un établissement de santé, en unité de court séjour. Le stage de l'unité 6 se déroule dans un établissement de santé. Un stage est organisé en fonction du projet professionnel de l'élève.

2. Les personnes titulaires du diplôme d'État d'aide médico-psychologique, qui souhaitent obtenir le diplôme d'État d'aide-soignant, sont dispensées des unités de formation 1, 4, 5, 7 et 8 ainsi que des épreuves de sélection prévues à l'article 5 du présent arrêté. Elles doivent suivre les unités de formation 2, 3 et 6. Les stages sont réalisés en milieu professionnel, que ce soit dans le secteur sanitaire, social ou médico-social, en établissement ou à domicile. Dans le cadre de l'unité de formation 3, quatre semaines de stages minimum se déroulent dans un établissement de santé, en unité de court séjour. Le stage de l'unité 6 se déroule dans un établissement de santé. Un stage est organisé en fonction du projet professionnel de l'élève.

3. Les personnes titulaires du titre professionnel d'assistant(e) de vie aux familles, qui souhaitent obtenir le diplôme d'État d'aide-soignant, sont dispensées des unités de formation 1, 4 et 5 ainsi que des épreuves de sélection prévues à l'article 5 du présent arrêté. Elles doivent suivre les unités de formation 2, 3, 6, 7 et 8. Les stages sont réalisés en milieu professionnel, que ce soit dans le secteur sanitaire, social ou médico-social, en établissement ou à domicile. Dans le cadre de l'unité de formation 3, quatre semaines de stages minimum se déroulent dans un établissement de santé, en unité de court séjour. Le stage de l'unité 6 se déroule dans un établissement de santé. Un stage est organisé en fonction du projet professionnel de l'élève.

Titre III : Organisation des épreuves de certification

Article 20. L'évaluation des compétences acquises par les élèves est effectuée tout au long de leur formation selon les modalités d'évaluation et de validation définies à l'annexe 1 (non reproduit) du présent arrêté.

Article 21. Le jury du diplôme d'État d'aide-soignant est nommé par le préfet de région, sur proposition du directeur régional de la jeunesse, des sports et de la cohésion sociale. Il est présidé par ce dernier ou son représentant et comprend :

• le directeur général de l'Agence régionale de santé ou son représentant ;

• un directeur d'un Institut de formation d'aides-soignants ;

• un infirmier ou un infirmier cadre de santé, formateur permanent d'un Institut de formation d'aides-soignants ;

• un infirmier cadre de santé ou un infirmier, en exercice ;

• un aide-soignant en exercice ;

• un représentant de la direction d'un établissement sanitaire, social ou médico-social employant des aides-soignants.

Le préfet de région peut décider d'organiser des sous-groupes d'examinateurs. Dans ce cas, chaque sous-groupe est composé de trois personnes :

• un directeur d'un Institut de formation d'aides-soignants ou un formateur permanent d'un Institut de formation d'aides-soignants ;

• un infirmier cadre de santé ou un infirmier ou un aide-soignant, en exercice ;

• un représentant de la direction d'un établissement sanitaire, social ou médico-social employant des aides-soignants.

Article 22. Sont déclarés reçus au diplôme d'État d'aide-soignant les candidats qui ont validé l'ensemble des compétences liées à l'exercice du métier.

La liste des candidats reçus au diplôme d'État d'aide-soignant est établie par le jury. Celui-ci ne peut ajourner un candidat sans avoir consulté son dossier d'évaluation continue.

Le diplôme d'État d'aide-soignant est délivré par le Directeur régional de la jeunesse, des sports et de la cohésion sociale aux candidats déclarés admis par le jury. La publication des résultats doit intervenir au plus tard le 15 juillet pour les élèves entrés en formation en septembre de l'année précédente ou au plus tard le 20 décembre pour les élèves entrés en formation en janvier de la même année.

Article 23. Pour chacune des épreuves prévues pour l'évaluation des modules d'enseignement en institut, l'élève ou le candidat qui ne remplit pas les conditions de validation doit se présenter à une épreuve de rattrapage. Dans le cas où la validation du module comporte deux épreuves, l'élève ou le candidat peut conserver, pour l'épreuve de rattrapage, la note égale ou supérieure à la moyenne obtenue à l'une d'entre elles.

À l'issue des épreuves de rattrapage, les notes prises en compte pour la validation du module sont les notes les plus élevées, que celles-ci aient été obtenues lors de l'évaluation initiale ou lors de l'évaluation de rattrapage.

L'élève ou le candidat qui ne remplit pas les conditions de validation à l'issue des épreuves de rattrapage dispose d'un délai de cinq ans après décision du jury pour valider le ou les modules auxquels il a échoué. Il doit suivre le ou les modules d'enseignement en institut non validés, conformément au référentiel de formation défini en annexe I du présent arrêté et satisfaire à l'ensemble des épreuves de validation du module ou des modules d'enseignement concernés.

Au-delà de ce délai, l'élève ou le candidat perd le bénéfice des modules d'enseignement validés et pour les élèves en cursus complet celui des épreuves de sélection.

Pour les élèves en cursus complet de formation, les épreuves de rattrapage doivent être organisées avant la fin de la formation.

Pour les candidats au diplôme en cursus partiel, elles sont organisées dans les trois mois qui suivent la première évaluation.

Article 24.

1. En cas de suivi du cursus complet de formation, l'élève qui ne remplit pas les conditions de validation des compétences professionnelles acquises au cours des stages cliniques dispose de cinq années pour effectuer un stage pour chacune des compétences non validées. La durée du stage pour les unités de formation 1 à 6 est conforme au référentiel de formation défini en annexe I du présent arrêté et, pour les unités de formation 7 et 8, la durée du stage est fixée à deux semaines pour chacune d'elles.

Au-delà de ce délai, l'élève perd le bénéfice des unités de formation validées ainsi que celui des épreuves de sélection.

2. En cas de suivi partiel du cursus, dans le cadre d'une dispense de formation prévue à l'article 18 ou à l'article 19 du présent arrêté ou dans le cadre de l'obtention du diplôme par la voie de la validation des acquis de l'expérience, le candidat qui ne remplit pas les conditions de validation des compétences professionnelles acquises au cours des stages cliniques dispose de cinq années pour effectuer un stage pour chacune des compétences non validées. La durée de chaque stage est conforme au référentiel de formation défini en annexe I (non produit) du présent arrêté.

Au-delà de ce délai, le candidat perd le bénéfice des unités de formation validées dans le cadre du cursus partiel.

Quelques sujets de l'année 2010

• Comment peut-on favoriser l'intégration des enfants handicapés en milieu scolaire ordinaire ?

• Le don du sang est anonyme et gratuit en France ; qu'en pensez-vous ?

• Les dons d'organes, comment peut-on agir pour les favoriser ?

• « Moi, ma peine est de vivre » déclare Marcel Loyau, 86 ans, accusé d'avoir étranglé sa femme atteinte de la maladie d'Alzheimer. Expliquez son geste.

• À partir d'un texte très court, que savez-vous de la tuberculose ? Donnez deux moyens de prévention de cette maladie.

• En tant que futur professionnel de santé, que pensez-vous de la vente de médicaments sur Internet ? Cela peut-il avoir des effets sur votre métier ?

• Les services hospitaliers accueillent de plus en plus de personnes d'ethnies et de cultures différentes. En tant que futur professionnel de santé, comment est-il possible de les respecter pour une bonne prise en charge ?

• La mode de la minceur à l'heure de l'été.

• La prévention de l'obésité des enfants.

Index

Notes

Notes

Notes

Mise en page : Nord Compo
Achevé d'imprimer en septembre 2013
Sur les presses de l'imprimerie Wilco
Dépôt légal : octobre 2010
Imprimé aux Pays-Bas